音声障害
診療ガイドライン 2018年版

Clinical practice guidelines for the diagnosis and management of voice disorders 2018

日本音声言語医学会
The Japan Society of Logopedics and Phoniatrics

日本喉頭科学会
The Japan Laryngological Association

編

金原出版株式会社

音声障害診療ガイドライン作成委員会

担当理事	大森　孝一	京都大学大学院医学研究科耳鼻咽喉科・頭頸部外科 （日本音声言語医学会理事長）	
	兵頭　政光	高知大学医学部耳鼻咽喉科・頭頸部外科 （日本音声言語医学会担当理事）	
委員長	梅野　博仁	久留米大学医学部耳鼻咽喉科・頭頸部外科	
委　員	石毛美代子	東北文化学園大学医療福祉学部リハビリテーション学科 言語聴覚学専攻	
	今泉　光雅	福島県立医科大学医学部耳鼻咽喉科	
	熊田　政信	耳鼻咽喉科クマダ・クリニック	
	齋藤康一郎	杏林大学医学部耳鼻咽喉科	
	城本　　修	県立広島大学保健福祉学部コミュニケーション障害学科	
	高橋　吾郎	やまほし耳鼻咽喉科クリニック	
	楯谷　一郎	京都大学大学院医学研究科耳鼻咽喉科・頭頸部外科	
	角田　晃一	国立病院機構東京医療センター臨床研究センター 人工臓器・機器開発研究部（耳鼻咽喉科）	
	西澤　典子	北海道医療大学心理科学部言語聴覚療法学科	
	土師　知行	県立広島大学保健福祉学部コミュニケーション障害学科	
	原　　浩貴	川崎医科大学耳鼻咽喉科	
	牧山　　清	日本大学医学部耳鼻咽喉・頭頸部外科	
作成協力 評価委員	末廣　　篤	京都大学大学院医学研究科耳鼻咽喉科・頭頸部外科	
	塩谷　彰浩	防衛医科大学校耳鼻咽喉科（日本喉頭科学会理事長）	
	新美　成二	国際医療福祉大学クリニック言語聴覚センター （日本音声言語医学会名誉会員）	
	廣瀬　　肇	東京大学名誉教授 （日本音声言語医学会・日本喉頭科学会名誉会員）	
	湯本　英二	朝日野総合病院耳鼻咽喉科（日本音声言語医学会顧問）	
編　集	日本音声言語医学会 日本喉頭科学会		
承　認	一般社団法人　日本耳鼻咽喉科学会		

（五十音順）

序

　音声言語や聴覚は人と人とのコミュニケーションに必須の機能で，人間らしい生活の営みや社会的な活動を円滑にする役割を果たしてきました。音声障害を生じると肉体的，精神的，機能的に影響を来し，生活の質を低下させます。音声障害の原因疾患は多岐にわたり，その診断と治療はますます重要となってきています。

　音声障害の診療は，偉大な先達が努力を積まれてきたことで発展し，多くの病態の解明や疾病の治療に貢献してきました。しかしながら，医師や施設によって治療法は様々であり，エビデンスに基づいた診療ガイドラインの作成が望まれてきました。米国では，2009年に初めて嗄声の診療ガイドラインが American Academy of Otolaryngology Head and Neck Surgery から出版されました。本邦でも，音声障害に対する標準的な診療を示し，音声障害にお困りの患者さんの治療に役立つように，このたび「音声障害診療ガイドライン」を上梓する運びとなりました。

　本ガイドラインでは，まず音声障害の定義と分類，疫学について述べ，音声障害を生じる疾患の分類は American Speech-Language-Hearing Association (ASHA) 分類に準じて，本邦の現状に合わせて修正して用いました。次に，多くの施設で行われている検査と診断法を中心に記載しました。治療やリハビリテーションについては様々な方法がありますので，主なものに絞って掲載しました。

　2014年，日本音声言語医学会音声情報委員会に「音声障害診療ガイドライン」作成ワーキンググループを作り，その後はガイドライン委員会として活動していただきました。また，日本喉頭科学会にも丹生健一前理事長のご協力により 2016 年から参加していただき，より良いものに作り上げていただきました。この診療ガイドラインは委員の皆様の膨大な時間を費やした努力の結晶です。さらに，発刊に際しては，日本耳鼻咽喉科学会理事会および学術委員会にご評価いただきました。改めて御礼を申し上げます。

　最後に，梅野博仁委員長をはじめとしてガイドライン作成に参加された委員の皆様の熱意と努力に対して深甚なる敬意と謝意を表するとともに，音声障害を取り扱う医療従事者にとって本ガイドラインが診療の充実に貢献することを祈っています。

2018 年 3 月

日本音声言語医学会理事長
大森　孝一

目 次

第1章 序 論　　*1*

 1　要　約　　*2*
 2　作成者　　*2*
 3　資金提供者　　*2*
 4　エビデンスの評価　　*2*
 5　リリース前のレビュー　　*3*
 6　更新の計画　　*3*
 7　利用者　　*3*
 8　推奨ならびに理由説明　　*3*
 9　考えられる利益と害　　*4*

第2章 音声障害の定義と分類　　*5*

第3章 音声障害の疫学　　*13*

第4章 音声障害の検査と診断法　　*15*

 ❶ 問　診　　*16*
  1　注意事項　　*16*
  2　発症の契機，経過の聴取　　*16*
  3　社会生活習慣，既往歴の聴取　　*16*
 ❷ 聴覚心理的評価　　*21*
  1　GRBAS 尺度の概要　　*21*
  2　GRBAS 尺度による評価　　*22*
 ❸ 自覚的評価　　*23*
  1　Voice Handicap Index：VHI　　*23*
  2　Voice-Related Quality of Life: V-RQOL　　*24*
 ❹ 内視鏡検査　　*28*
  1　検査目的　　*28*

2	検査方法	28
3	観察項目	29
4	検査の留意点	29

❺ 空気力学的検査 ... 30

1	最長発声持続時間（maximum phonation time：MPT）	30
2	発声時平均呼気流率（mean flow rate：MFR）	30
3	声域検査，声の強さ測定	30
4	声門下圧	31

❻ ボイスプロファイル ... 32

1	測定の意義・目的	32
2	検査方法	32
3	観察項目	32
4	検査の問題点および留意点	33

❼ 音響分析 ... 34

1	検査目的	34
2	必要な機器	34
3	音響分析の方法と評価のポイント	34

❽ 喉頭筋電図 ... 36

1	検査目的	36
2	検査方法	36
3	観察のポイント	36
4	検査の問題点および留意点	37

第5章　音声障害の治療　39

❶ 薬物療法 ... 40

1	抗菌薬	40
2	非ステロイド系消炎薬およびその他の消炎薬	40
3	副腎皮質ステロイド	40
4	ボツリヌストキシン（botmlinum toxin：BT）	40
5	プロトンポンプ阻害薬（proton pump inhibitors：PPI）	41
6	抗不安薬	41

❷ 音声治療 ... 43

| 1 | 適応とエビデンス | 43 |

	2 音声治療の分類	43
	3 実施にあたっての留意点	44
❸	**手術治療**	46
	1 目 的	46
	2 手術方法	47

第6章　Clinical Questions (CQ)　49

CQ 1	GRBAS 尺度による音声評価は有用か？	50
CQ 2	自覚的評価 VHI と V-RQOL は有用か？	54
CQ 3	喉頭内視鏡検査は有用か？	57
CQ 4	喉頭ストロボスコピーは有用か？	60
CQ 5	音響分析は有用か？	63
CQ 6	空気力学的検査は有用か？	67
CQ 7	筋緊張性発声障害に対する薬物治療の位置づけは？	70
CQ 8	心因性発声障害に対する治療にはどのようなものがあるか？	73
CQ 9	音声障害に副腎皮質ステロイドの使用は推奨されるか？	76
CQ 10	音声治療はどのような音声障害に対して有効か？	79
CQ 11	片側声帯麻痺に対する手術治療の効果は？	84
CQ 12	手術治療後の音声治療は有用か？	87

索　引　90

第1章

序　論

1 要　約

　音声障害の定義と分類，疫学，検査と診断法，治療を示し，本邦の音声障害診療の現状を考慮して，エビデンスに基づきガイドライン作成委員会のコンセンサスが得られた診療を推奨した。音声障害の分類は American Speech-Language-Hearing Association（ASHA）の Classification manual for voice disorders-Ⅰ を基にして，本邦の診療に即した音声障害の分類表作成を行った。また，Clinical Question（CQ）を作成し，各 CQ ごとに文献を検索した。収集された文献のエビデンスに基づき推奨を作成した。本ガイドラインでは検索期間は原則として 2014 年までを対象とし，適宜必要な文献を追加した。なお，音声障害は原因や疾患背景が多岐にわたり治療も疾患ごとに大きく異なることから，本ガイドラインでは診療アルゴリズムは提示せず，今後さらに検討することとした。

2 作成者

　音声障害診療ガイドライン作成委員会の構成を巻頭に記載した。本委員会は，日本音声言語医学会および日本喉頭科学会のガイドライン委員会として構成され，一般社団法人日本耳鼻咽喉科学会（以下，日耳鼻）の評価を受けた。2014 年 10 月 10 日に日本音声言語医学会による第 1 回の委員会が開催され，初版の作成作業を開始した。2016 年 3 月 3 日から日本喉頭科学会とともに作成作業を進め，完成させた。本ガイドライン作成者間には利害関係についての対立は存在しない。

3 資金提供者

　本ガイドラインは，日本音声言語医学会，日本喉頭科学会の事業費によって作成された。

4 エビデンスの評価

　利用したデータベースは PubMed，医学中央雑誌 Web に収載されている英文または和文論文で 2014 年までを対象とし，適宜必要な文献を追加した。
　エビデンスレベル分類は『Minds 診療ガイドライン作成の手引き 2007』[1]にしたがった。

エビデンスレベル

Ⅰ	システマティック・レビュー/RCT のメタアナリシス
Ⅱ	1 つ以上のランダム化比較試験による
Ⅲ	非ランダム化比較試験による
Ⅳa	分析疫学的研究（コーホート研究）
Ⅳb	分析疫学的研究（症例対照研究，横断研究）
Ⅴ	記述研究（症例報告やケース・シリーズ）
Ⅵ	患者データに基づかない，専門委員会や専門家個人の意見

文献 1) より引用

5 リリース前のレビュー

本ガイドラインを一般公開する前に，日本音声言語医学会，日本喉頭科学会，日耳鼻からの意見およびパブリックコメントを求め，必要な修正を行った。

6 更新の計画

今後，新しい知見が報告されること，またはエキスパート内の議論によって推奨される事項は変わり得る可能性がある。そのため，本ガイドラインは約 5 年ごとを目途に更新を行う予定である。

7 利用者

本ガイドラインは耳鼻咽喉科医師や言語聴覚士など，音声障害の診療に関わるすべての医療従事者を利用者と想定する。なお，ガイドラインを利用する際は，ガイドラインに記された診療行為が，医療者の専門領域や経験によっては実施困難な場合があることを利用者自身が判断する必要がある。

医師や言語聴覚士以外の医療従事者（看護師，検査技師など）にとっても，本ガイドラインは音声障害に関する知識を深めるために有用であろう。

8 推奨ならびに理由説明

ガイドライン作成委員会では CQ ごとに推奨文を作成し，推奨度を決定した。その際には，収集された個々の文献の評価とエビデンスの総括，利益と害のバランス，コ

スト・医療資源・保険制度の適用，患者の価値観や選好などを考慮した．推奨度は「強く推奨する」と「推奨する」の 2 通りで提示し，推奨度を決めることが困難な場合には，提示しないこととした．

　本ガイドラインで述べられる推奨は，すべての臨床例に無批判に適応されるべきものではない．一般論として，既存の文献とエキスパートであるガイドライン作成委員の経験をもとに，ガイドライン作成委員会としての見解をまとめたものである．推奨の目的は医療従事者個々の臨床的判断を拘束するものではなく，判断が困難な場合に意思決定を支援することにある．

9　考えられる利益と害

　本ガイドラインの推奨を実施することによって，音声障害を診療する耳鼻咽喉科医師や言語聴覚士の診療の質が向上することが期待される．推奨の実施による利益と害については各項目で述べた．

【参考文献】

1) Minds 診療ガイドライン選定部会．Minds 診療ガイドライン作成の手引き 2007．医学書院，2007．

第2章

音声障害の定義と分類

米国耳鼻咽喉科・頭頸部外科学会は2009年にClinical practice guideline: Hoarseness (Dysphonia)[1] を発表した。このガイドラインでは音声障害あるいは嗄声の定義として，音質，声の高さ，声の大きさ，発声努力などの変化により，コミュニケーションを損なう，あるいは声のQOLが低下することと記載されている。

基本的に疾患分類は病因を基にする。ICD 10 国際疾患分類では，音声障害疾患の多くが大分類第10章「呼吸器系の疾患」の急性上気道感染症（J00-06）や，上気道とその他の疾患（J30-39）に含まれているが，他にも大分類第1章「感染症および寄生虫症」，第2章「新生物」，第5章「精神および行動の障害」，第6章「神経系の疾患」などにも，音声障害を来す疾患が分類されている。

音声障害症状を起こす疾患分類として，American Speech-Language-Hearing Association（ASHA）からClassification manual for voice disorders-I [2] が出版されている。音声障害を診療するうえで理解しやすい分類といえる。

国内で広く認識されている分類では，音声障害は器質性音声障害と機能性音声障害に大別される。運動障害を含めた器質的異常があれば器質性発声障害と診断し，異常がなければ機能性発声障害と診断する。これは喉頭観察所見を基にした分類法である。機能性発声障害という疾患名には非器質性発声障害を指す場合とは別に，誤った発声習慣に基づく発声障害が含まれる。ASHAの分類では誤った発声習慣に基づく機能性発声障害は筋緊張性発声障害（Muscle tension dysphonia）と呼び，他疾患とは別にOther disorders affecting voiceに組み入れている。

当委員会ではASHAのClassification manual for voice disorders-Iを基にして音声障害の分類表作成を行った（表2-1）。和訳する際には国内で汎用されている，あるいは理解しやすい疾患名を用いた。大分類はASHA分類に準じたが，中分類，細分類の一部を変更した。稀な疾患は表から削除し，その他の項目に加えた。心理的疾患・精神疾患の分類ではDSM-5[3,4] に準じた疾患名・障害名に変更した。ASHA分類ではすべての疾患にコード番号を振り分けている。本分類のコード番号はASHA分類を踏襲しているが，新たに加えた分類には別の番号を付けた。ASHA分類との主な相違点について表の注釈に記載した。

【参考文献】

1) Schwartz SH, Cohen SM, Dailey SH, et al. Clinical practice guideline: Hoarseness (Dysphonia). Otolaryngol Head Neck Surg. 2009; 141: S1-S31.
2) Classifications. Verdolini K, Rosen CA, Branski RC, Eds, Classification manual for voice disorders-1, pp19-26, Psychology Press, NY, 2013.
3) American Psychiatric Association. Diagnostic and Statistical Manual of Mental Disorders, Fifth Edition, DSM-5. American Psychiatric Association, Washington, D.C., 2013.
4) 日本精神神経学会 精神科病名検討連絡会. DSM-5病名・用語翻訳ガイドライン（初版）. 精神神経学雑誌. 2014; 116: 429-57.

表 2-1 音声障害分類表

大分類	中分類		小分類	
1000	喉頭の組織異常			
	1100	喉頭の腫瘍性病変・異形成[1]	1110	異形成（白板症を含む）
			1120	喉頭悪性腫瘍（上皮内癌を含む）
			1130	喉頭乳頭腫[1]
			1140	その他の腫瘍
	1200	声帯粘膜の異常	1210	声帯結節
			1220	声帯ポリープ
			1230	声帯囊胞
			1240	ポリープ様声帯
			1250	声帯瘢痕
			1260	声帯溝症
			1270	喉頭肉芽腫
			1280	その他の声帯粘膜異常[2]
	1300	声帯の血管病変	1310	声帯出血
			1320	声帯の血管拡張性病変
	1400	先天性あるいは成長・加齢に伴う喉頭異常	1410	喉頭横隔膜症
			1420	喉頭軟弱症
			1430	加齢性声帯萎縮
			1440	その他の先天性・成長・加齢に伴う喉頭異常[3]
	1500	喉頭の瘢痕・狭窄[4]	1510	声門下狭窄[4]
			1520	声門狭窄／喉頭狭窄[4]
2000	喉頭の炎症性疾患			
	2100	輪状披裂関節炎・輪状甲状関節炎		
	2200	喉頭粘膜の急性炎症[5]	2210	急性喉頭炎[5]
			2220	急性声門下喉頭炎[6]
			2230	急性喉頭蓋炎[6]
	2300	咽喉頭逆流症		
	2400	喉頭知覚過敏[7]		
	2500	その他の喉頭炎症性疾患		
3000	喉頭の外傷			
	3100	喉頭枠組み内部の外傷	3110	喉頭粘膜外傷[8]
			3120	披裂軟骨脱臼症
	3200	喉頭枠組みの外傷		
4000	全身性疾患			
	4100	内分泌・代謝性疾患[9]	4110	甲状腺機能低下症
			4120	甲状腺機能亢進症
			4130	性ホルモン障害
			4140	成長ホルモン分泌亢進症
			4150	その他の内分泌・代謝性疾患
	4200	免疫疾患	4210	上気道のアレルギー性疾患
			4220	後天性免疫不全症候群
			4230	膠原病[10]
			4240	その他の免疫疾患[11]

	4300	筋骨格系の疾患	4310	線維筋痛症
			4320	その他の筋骨格系疾患 [12]
	4400	脱水症		
5000	音声障害を来す呼吸器・消化器疾患			
	5100	呼吸器疾患	5110	気管支喘息
			5120	慢性閉塞性肺疾患
	5200	消化器疾患	5210	胃食道逆流症
	5300	呼吸器感染性疾患	5310	肺炎
			5320	結核
			5330	真菌症
			5340	その他の感染性疾患 [13]
6000	心理的疾患・精神疾患 [14]			
	6100	身体症状症および関連症群	6110	心因性発声障害 [15]
			6120	その他の身体症状症および関連症群 [16]
	6200	抑うつ障害群	6210	うつ病／大うつ病性障害
			6220	その他の抑うつ障害群 [17]
	6300	性別違和（性同一性障害）		
	6400	その他の心理的疾患・精神疾患 [18]		
7000	神経疾患			
	7100	末梢神経・神経筋接合部障害	7110	上喉頭神経麻痺
			7120	片側声帯麻痺 [19]
			7130	両側声帯麻痺 [19]
			7140	重症筋無力症
			7150	その他の末梢神経・神経筋接合部障害
	7200	中枢神経障害	7210	内転型痙攣性発声障害 [20]
			7220	外転型痙攣性発声障害 [20]
			7230	混合型痙攣性発声障害 [20]
			7240	音声振戦 [20]
			7250	パーキンソン病
			7260	その他の中枢神経障害 [21]
8000	その他の音声障害（機能性発声障害を含む）[22]			
	8100	筋緊張性発声障害 [23] [24]	8110	過緊張性発声障害 [25]
			8120	低緊張性発声障害 [25]
	8200	変声障害 [26]		
	8300	仮声帯発声 [23]		
	8400	奇異性声帯運動 [23]		
	8500	その他		
9000	原因不明の音声障害			

注釈：コード番号は ASHA 分類とは異なる．
注釈：ASHA 分類からの主な変更点・追加点
　　1)中分類を悪性腫瘍から腫瘍性病変・異形成に変更し，乳頭腫を含めた．
　　2)粘膜上皮下線維性病変，靱帯線維性病変を省略し，その他の声帯粘膜異常を加えた．
　　3)猫鳴き症候群を省略し，その他の先天性・成長・加齢に伴う喉頭異常を加えた．
　　4)中分類として喉頭の瘢痕・狭窄を加え，声門下狭窄，声門狭窄／喉頭狭窄を移動した．
　　5)急性喉頭炎を喉頭粘膜の急性炎症に変更し，細分類に急性喉頭炎を加えた．
　　6)音声障害を来す呼吸器・消化器疾患に分類されていたが，喉頭の炎症性疾患へ移動した．
　　7)いわゆる irritable larynx を指す．
　　8)挿管性喉頭粘膜外傷を削除し，喉頭粘膜外傷に含めた．
　　9)内分泌疾患を内分泌・代謝性疾患に変更した．
　　10)全身性エリテマトーデス，シェーグレン症候群，強皮症，多発血管炎性肉芽腫症を膠原病としてまとめた．
　　11)慢性疲労性症候群を省略し，その他の免疫疾患を加えた．
　　12)エーラス・ダンロス症候群を省略し，その他の筋骨格系疾患を加えた．
　　13)百日咳，ジフテリア，副鼻腔炎，上気道炎，真菌症，梅毒，ハンセン病，放線菌症を省略し，その他の感染性疾患を加えた．
　　14)DSM-5 に対応した疾患／障害名に変更した．
　　15)転換性障害を心因性発声障害に変更した．
　　16)身体表現性障害，疼痛性障害，心気症を省略し，その他の身体症状症および関連症群を加えた．
　　17)双極性障害を省略し，その他の抑うつ障害群を加えた．
　　18)虚偽性障害，無言症，不安障害，心因性多飲症などを省略し，その他の心理的疾患・精神疾患を加えた．
　　19)不全麻痺と完全麻痺を統合した．
　　20)中分類の運動障害に分類されていたがこの中分類を削除し，中枢神経障害に組み入れた．
　　21)筋萎縮性側索硬化症，ワレンベルグ症候群，多発性硬化症，ミオクローヌス，多系統萎縮症，進行性核上性麻痺，ハンチントン舞踏病，中枢性両側喉頭麻痺を省略し，その他の中枢神経障害を加えた．

22）機能性発声障害を含むことを明記した。
23）細分類から中分類に移動した。
24）誤った発声習慣に基づく機能性発声障害を指す。
25）筋緊張性発声障害に過緊張性発声障害と低緊張性発声障害を含めた。
26）先天性あるいは成長・加齢に伴う喉頭異常から移動した。

第3章

音声障害の疫学

音声障害は正常な声帯振動が生成できなくなるために生じるが，その原因は多岐に渡り，またその背景には年齢，性差，職業など様々な因子が関連している。音声障害は健康やQOLに影響を与えるのみでなく，通院治療や仕事の欠勤等により収入にも影響を及ぼし，社会的にも経済的損失を招いている。

音声障害の頻度について国内でのまとまった報告はないが，米国では人口の3分の1が過去に音声障害を経験したことがあり，約7%が何らかの音声障害を持つと報告されている[1-3]。また，約7%が音声障害のために過去1年以内に仕事を休んだ経験を持つ[3]。音声障害は逆流性食道炎を合併している場合や女性で多く，またエアロビクスインストラクターや教師等のプロフェッショナルボイスユーザーで頻度が高い[3]。教師の約6割が過去に何らかの音声障害を経験したことがあり，これらの傾向はブラジルでも同様と報告されている[4]。

高齢者を対象とした研究では，非特異的な嗄声と声帯麻痺の頻度が年齢とともに上がり，声帯良性病変と急性・慢性喉頭炎の頻度が下がること，男性では喉頭癌や声帯麻痺の割合が高く，女性では急性喉頭炎や非特異的音声障害の割合が高いことが報告されている[5]。

本邦での疫学研究では，教師における音声障害の自覚頻度は8.5～54%と報告されている[6,7]。特に，週間担当授業数の多い場合や，低学年の担当者，国語・音楽担当者でその頻度が高い[6]。

【参考文献】

1) Roy N, Merrill RM, Gray SD, et al. Voice disorders in the general population: prevalence, risk factors, and occupational impact. Laryngoscope. 2005;115:1988-95.
2) Roy N, Merrill RM, Thibeault S, et al. Prevalence of voice disorders in teachers and the general population. J Speech Lang Hear Res . 2004;47:281-93.
3) Schwartz SR, Cohen SM, Dailey SH, et al. Clinical practice guideline: hoarseness（dysphonia）. Otolaryngol Head Neck Surg. 2009:141（3 Suppl 2）: S1-S31.
4) Behlau M, Zambon F, Guerrieri AC, et al. Epidemiology of voice disorders in teachers and nonteachers in Brazil: prevalence and adverse effects. J Voice. 2012;26:665.e9-8.
5) Roy N, Kim J, Courey M, et al. Voice disorders in the elderly: A national database study. Laryngoscope. 2016; 126:421-8.
6) 庄野 佐和子, 吉田 操, 小川 真, 他. 人間ドックを受診した公立学校教師における嗄声症状の自覚頻度の検討. 音声言語医学. 2009；50：265-73.
7) 兵頭政光, 西窪加諸里, 田口亜紀, 他. Voice Handicap Index 日本語版を用いた学校教員における音声障害のアンケート調査. 音声言語医学. 2010；51：305-10.

第4章

音声障害の検査と診断法

1 問　診

　受診の動機，音声障害の状態，症状発現の契機と経過，随伴症状，既往歴，生活歴，社会生活習慣，服薬の内容などを聴取する。
　音声障害患者の一般臨床における必要な問診事項の例を表 4-1 に，音声障害の原因となりうる薬物を表 4-2[1] にまとめた。

1　注意事項

　音声障害は，患者自身が感じる場合のみならず，患者の周囲が感じる場合，あるいはその両者など様々である。
　音声障害により他者による理解や聞き取りの障害が起こると，患者は円滑なコミュニケーションがとれず，仕事，社会生活において大きな QOL 低下が生じることもある。また小児の場合には，音声障害の悩みが第三者には気付かれず，子供や保護者のストレスになっていることもある。音声障害の捉え方は，本人・家族・第三者など様々な立場で異なり，患者の訴えに耳を傾けながら問診することが求められる。

2　発症の契機，経過の聴取

　発症の契機としては，上気道炎，喉頭や頸部への外傷，音声酷使，心理的ストレスの有無などを確認する。また音声障害の経過として，声の質の変化や日内変動の有無，正常な音声がいつまで出ていたか，今も出ることがあるか否かなどを聴取する。

3　社会生活習慣，既往歴の聴取

　社会生活習慣や職業，既往歴の聴取は，音声障害の原因や誘因を考える上で重要である。以下に注意すべき項目を示す。

1）社会生活習慣

　音声障害の原因としては，誤った発声習慣（誤用），発声に関わる不適切な行動（濫用）があり，騒音環境での会話や電話の使用頻度など，声の使用状況の聴取が必要である。歌手やアナウンサーなどで声を生業にする患者では，無症状と思われる程度の

声であっても大きな障害になる場合がある．スポーツやカラオケなど声に関わる趣味に対する問診も必要である．

2) 喫煙・飲酒

喫煙はポリープ様声帯や慢性喉頭炎，喫煙・飲酒は頭頸部癌による嗄声の原因となりうる．

3) 既往歴

反回神経麻痺や上喉頭神経麻痺による音声障害を来す可能性のある手術として，甲状腺手術，頸部の手術，心臓手術，大動脈手術，縦隔・胸部手術，食道癌手術などの手術歴の有無の問診が必要である．また，気管挿管の既往の有無も確認する．

頸部または喉頭に受けた外傷では，比較的軽度の打撲でも音声障害を起こすことがある．

音声障害を来す疾患として，脳血管障害や神経・筋疾患（パーキンソン病，多発性硬化症，重症筋無力症など）の既往歴の聴取が必要である．膠原病ではいわゆる"竹節様声帯"や披裂軟骨固着を来し，音声障害の原因となることがある．

喉頭が照射野に入る放射線治療では，粘膜障害による嗄声が見られることがある．

発声の動力源としての肺機能の低下は，息継ぎによる会話の途切れを来し，声が弱々しくなる．

【参考文献】

1) Schwartz SR, Cohen SM, Dailey SH, et al. Clinical practice guideline: hoarseness (dysphonia). Otolaryngol Head Neck Surg. 2009; 141: S1-S31.

表 4-1　音声障害を訴える患者を診察する際に使用する問診票例

1. 今日は一人で来られましたか？　　　　　　　　　　　　　　　　（はい，いいえ）
   どなたかに言われて，あるいは連れて来られましたか？　　　　　（はい，いいえ）

2. 音声障害についてお聞きします。
   1) 何でお困りですか？　該当するものを囲んでください。
      ①声が出ない，出しにくい，長く続かない
      ②声が変わった，かすれた，濁っている
      ③声の高さに問題がある，高い声が出ない，低い声になった，
      ④歌えない，ある高さになるとかすれる
      ⑤声を出すときに苦しい，痛みがある
      ⑥他者に音声の異常を指摘された　　　　　　　　　　　　　（はい，いいえ）
      ⑦その他
         （具体的に：　　　　　　　　　　　　　　　　　　　　　　　　　　　　）
   2) どのような時に声の障害を感じますか？あるいは指摘されますか？
      例：朝，昼，夜，電話の時，仕事の時，家に帰った時，人前に出た時 etc.
      （具体的に：　　　　　　　　　　　　　　　　　　　　）

3. 音声障害の症状が出たきっかけと経過についてお聞きします。
   1) 急に起きましたか？　　　　　　　　　　　　　　　　　　　　（はい，いいえ）
      徐々に悪化しましたか？　　　　　　　　　　　　　　　　　　（はい，いいえ）
   2) 急に起きた場合，以下の項目や可能性に当てはまりますか？
      ①かぜや気管支炎，インフルエンザのあと　　　　　　　　　（はい，いいえ）
      ②のどや，気管，食道などへ異物が入った　　　　　　　　　（はい，いいえ）
      ③頸または喉頭に外傷をうけた　　　　　　　　　　　　　　（はい，いいえ）
      ④全身麻酔や気管挿管をうけた　　　　　　　　　　　　　　（はい，いいえ）
      ⑤新しい薬をのみはじめた　　　　　　　　　　　　　　　　（はい，いいえ）
      ⑥新しい行為など思い当たるきっかけがある　　　　　　　　（はい，いいえ）
   3) 声に問題がないと感じる時はありますか？　　　　　　　　　　（はい，いいえ）
   4) 長時間話したり，疲れると声がでにくくなりますか？　　　　　（はい，いいえ）
   5) 声を使う仕事や趣味や環境の変化はありますか？　　　　　　　（はい，いいえ）
   6) 仕事や家庭でのストレスがありますか？　　　　　　　　　　　（はい，いいえ）

4. 音声障害以外の症状についてお聞きします。以下の症状を伴っていますか？
   1) のどに何か物が詰まった感じや，のどの異常感がある　　　　　（はい，いいえ）
   2) 飲み込む時に痛みがある，飲み込みにくい　　　　　　　　　　（はい，いいえ）

3）しゃべるとのどが痛い　　　　　　　　　　　　（はい，いいえ）
　　4）熱がある　　　　　　　　　　　　　　　　　　（はい，いいえ）
　　5）鼻炎や鼻汁がでる，のどにおりてくる感じがある　（はい，いいえ）
　　6）咳，慢性的な咳払いがある　　　　　　　　　　（はい，いいえ）
　　7）胃酸の逆流，胸やけ，吐き気などがある　　　　（はい，いいえ）
　　8）胸の痛みがある　　　　　　　　　　　　　　　（はい，いいえ）
　　9）痰に血が混じる　　　　　　　　　　　　　　　（はい，いいえ）
　　10）体重減少がある　　　　　　　　　　　　　　　（はい，いいえ）
　　11）呼吸困難がある　　　　　　　　　　　　　　　（はい，いいえ）

5. 音声障害に関連する病歴や社会生活習慣についてお聞きします。
　　1）声を酷使するような仕事や趣味がある。　　　　（はい，いいえ）
　　2）長期に喫煙している　　　　　　　　　　　　　（はい，いいえ）
　　3）飲酒している　　　　　　　　　　　　　　　　（はい，いいえ）
　　4）頸部に外傷や放射線治療を受けたことがある　　（はい，いいえ）
　　5）以下の手術を受けたことがある　　　　　　　　（はい，いいえ）
　　　「はい」と答えた方は，該当するものを囲んでください。
　　　甲状腺手術，頸部の手術，心臓手術，大動脈手術，縦隔・胸部手術，食道癌手術
　　6）全身麻酔や気管挿管を受けたことがある　　　　（はい，いいえ）

6. 以下の病気のうち，診断されているものがある　　　（はい，いいえ）
　　「はい」と答えた方は，該当するものを○で囲んでください。
　　　　脳血管障害（脳出血，くも膜下出血，脳梗塞）
　　　　パーキンソン病　パーキンソン病関連疾患（進行性核上性麻痺など）
　　　　神経・筋疾患
　　　　高血圧，不整脈，胸部大動脈瘤
　　　　喘息，慢性閉塞性肺疾患
　　　　甲状腺機能低下症など内分泌障害（ホルモン療法含む）
　　　　膠原病
　　　　精神科や心療内科の病気

問診は以上で終わりです。ありがとうございました。
　　　　　　　　　　　　　　　　　　　年　　　月　　　日
　　　　　　　　　　　　　　記入者　氏名：
　　　　　　　　　　　　　　　　　（本人，家族，その他　　　　　　　　　　）

表 4-2　音声障害の原因となりうる薬物

薬物	声への影響
抗凝固薬，抗血小板薬，ホスホジエステラーゼ5阻害薬	声帯血腫
アンギオテンシン変換酵素阻害薬	慢性咳嗽 喉頭浮腫
抗ヒスタミン薬，利尿薬，抗コリン薬	粘膜の乾燥
蛋白同化ステロイド，GnRHアンタゴニスト，男性ホルモン	音声ピッチの低下
抗精神病薬，非定型的抗精神病薬	喉頭の筋緊張の異常
吸入ステロイド	声帯粘膜の器質的変化 真菌による喉頭炎

文献1）より引用して改変

2 聴覚心理的評価

声は，物理現象としての音という側面と，実際にヒトがそれを聴いて認識するという聴覚心理的側面とを併せ持つ。したがって，声質の評価はその両面からなされるべきである。物理的側面の評価としては，客観性と再現性に優れた各種物理的パラメータが提唱されているが，聴覚心理的側面に関してはそれらで把握できない部分が多い。そこを補う意味で聴覚心理的側面の評価を行う価値がある。嗄声の聴覚心理的評価法としては，GRBAS 尺度はその代表的なものである。ただし，検者間および検者内の再現性が熟達度に左右される場合があることに留意する。

1 GRBAS 尺度の概要

GRBAS 尺度は本邦で開発された手法であるが，国際的にも認知され使用されている。嗄声の程度を総合的に評価する要素（G）と，多重分析的に抽出された分析的要素4つ（R, B, A, S）の計5つの要素で評価する。

総合的
　G：Grade of hoarseness：嗄声度

分析的
　R：rough：　　粗糙性：がらがら，ごろごろと表現できる聴覚印象
　B：breathy：　気息性：息漏れがある聴覚印象
　A：asthenic：　無力性：声の弱々しさ
　S：strained：　努力性：気張っていかにも無理をして発声している聴覚印象

5つの要素ともに 0, 1, 2, 3 の4段階にて評定を行う。G については嗄声度，R, B, A, S についてはその聴覚印象の程度を以下のように判定する。

　0：正常／なし（normal or absence of deviance）
　1：軽度　　　（slight deviance）
　2：中等度　　（moderate deviance）
　3：重度　　　（severe deviance）

記載の仕方としては，例えばすべての要素が「0: 無し」であれば，

　G0R0B0A0S0

と記載する。

2 GRBAS 尺度による評価

　GRBAS 尺度は持続的な音声の特徴を評価するものであり，断続的な現象や遅いゆらぎ等は評価の対象とはならない．したがって，痙攣性や振戦性の音声，声の翻転，二重声，硬起声あるいは失声などの GRBAS 尺度の対象にならない声の特徴は，GRBAS 尺度とは別に追記事項として記載する．

　なお，嗄声以外の発声レベルの因子（声の高さ，声の強さ等）や，発声レベル以外の音声のレベル（構音，プロソディ）に関しても，GRBAS 尺度の対象外である．

　評価の対象となる音声サンプルとしては持続発声母音が適切である．有響成分を含んだ比較的均一な声質が一定時間安定して得られるため，評価しやすい．

　音質を表現する形容詞は多彩であり，また，個人によってもそれらの使用がまちまちである．そのような多種多様な概念を，意味微分法を用いて一般化する試みが一色によってなされた[1]．

　それを基に，日本音声言語医学会の発声機能検査法委員会のうち聴覚心理的検査小委員会が，GRBAS 尺度による評価法を提唱した[2]．また，その具体的な音声サンプル集として「嗄声のサンプルテープ」[3]を発表し，GRBAS 尺度の普及に努めた．現在，その音声サンプルはデジタル化され，「動画で見る音声障害」[4]において，各音声障害のストロボスコピーの動画とともに収録されている．各症例の音声の GRBAS 尺度による評価も記載されており，GRBAS 尺度のトレーニングを行うこともできる．

【参考文献】
1) 一色信彦．嗄声の分類記載法．音声言語医学．1966; 7: 15-21.
2) 日本音声言語医学会編．声の検査法 第 1 版．医歯薬出版，1979.
3) 日本音声言語医学会企画・編集．嗄声のサンプルテープ．メディカルリサーチセンター，1981.
4) 日本音声言語医学会企画・編集．動画で見る音声障害（DVD）．インテルナ出版，2005.

3 自覚的評価

　音声障害についての評価は，これまで，喉頭視診，聴覚心理的評価や空気力学的評価，音響分析など他覚的評価尺度が用いられてきた。しかし，近年，音声障害が患者の生活の質にどのような影響を及ぼしているかという側面から検討することも重要であるとの考え方から，様々な自覚的評価尺度が開発されてきた[1]。しかし，全ての自覚的評価尺度は英語版であり，必ずしも日本人の生活実態に合わないものや翻訳しにくい質問項目もあり，日本語版の標準化に至っていなかった。日本音声言語医学会の音声情報委員会ではVHI，VHI-10およびV-RQOLの日本語版試案を作成し，最終的に日本音声言語医学会推奨版として公開した[2]（p54：第6章CQ2参照）。

1 Voice Handicap Index：VHI

1）概要

　1997年に米国のJacobsonらによって作成された。彼女らは，音声障害患者の7年以上に渡る膨大な問診記録から，65の共通項目を洗い出し，それをさらに3つのサブカテゴリー・グループに分けた。すなわち，声の障害による社会生活上の制約を認める機能的側面，自分の声に対する感情的な反応を反映した感情的側面，および喉頭の違和感など発声に関する身体的認識を反映した身体的側面の3カテゴリーに分け，最終的に各10項目ずつの計30項目とした（表4-3）。これらの項目について，全く体験ない場合を0，常に体験している場合を4として，それぞれ0から4までの5段階評定を行う[3]。さらに，2004年にはこれら30項目を因子分析の結果からさらに10項目に絞ったVHI-10も発表された[4]。

　音声障害の自覚的評価尺度に関する1966年から2003年までの54の文献のメタアナリシスを行った結果，VHIでは健常者群と比して音声障害患者群の総得点平均が有意に高く，さらに音声障害患者群の中では，腫瘍性病変よりも神経学的病変による群のVHI総得点平均が，有意に高いことが報告されている[5]。つまり，疾患群によってVHI総得点平均が異なることが示されている。

2）実施方法

　各質問項目に5段階の系列範疇で0から4までの評価点を振り分け，側面（機能的側面，身体的側面，感情的側面）ごとに評価点の総和を算出し，さらに全体の総和を

総評価点として算出する。VHI 総評価点は，0 から 120 までに分布し，患者が障害の影響を感じているほど総評価点が高くなる。機能的側面の質問項目は 1, 3, 5, 6, 8, 11, 12, 16, 19, 22 で，身体的側面の質問項目は 2, 4, 10, 13, 14, 17, 18, 20, 21, 26，感情的側面の質問項目は 7, 9, 15, 23, 24, 25, 27, 28, 29, 30 である。各側面についても評価点は，0 から 40 までに分布し，評価点が高くなるほど各側面で患者が障害を強く感じているといえる。

VHI-10 は，VHI の 30 の質問項目中から質問項目 1, 3, 10, 14, 16, 17, 19, 22, 23, 25 の 10 項目を抽出し同様に総評価点を算出する。

2 Voice-Related Quality of Life: V-RQOL

1) 概要

1996 年に米国の Hogikyan らにより音声障害患者の問診から，V-RQOL の核となる質問紙案が作られた。さらに改良を重ね，最終的には 10 項目の質問からなる質問紙となった (表 4-4)。嗄声の自覚度（非常に良い・良好・不良）によって分けられた音声障害患者群の各群の V-RQOL の平均得点間に有意差が認められ，高い基準連関的妥当性が示された。さらに音声障害患者群と健常者群の間で，V-RQOL 得点平均に有意差が認められた[7]。VHI と V-RQOL を比較した研究では，総合的に VHI のほうが，質問項目数が多く情報量があること，より臨床的な側面が強調され信頼性は高いのに比べ，V-RQOL は治療効果に対する反応性が鋭敏であると報告されている[9]。また，VHI は音声障害患者個々人の特徴を抽出するのに向いているのに対し，V-RQOL は音声障害の疾患群としての特徴を抽出するのに向いているとされている[9]。

2) 実施方法

各質問項目に 5 段階の系列範疇で 1 から 5 までの評点を振り分け，次の計算式によって V-RQOL 総得点を算出する。この場合，VHI とは反対に障害の影響を感じているほど総得点は低くなる。

社会−感情側面：

$$100 - \left\{\frac{(4+5+8+10)-4}{16}\right\} \times 100$$

身体−機能側面：

$$100 - \left\{\frac{(1+2+3+6+7+9)-6}{24}\right\} \times 100$$

総計：

$$100 - \left\{\frac{(1+2+3+4+5+6+7+8+9+10)-10}{40}\right\} \times 100$$

（　）の数値は質問項目番号を示し，各質問項目の評点を代入することになっている。

【参考文献】

1) Branski R, Cukier-Blaj S, Pusic A, et al. Measuring quality of life in dysphonic patients: A systematic review of content development in patient-reported outcomes measures. J. Voice. 2010;24:193-8.
2) 日本音声言語医学会音声情報委員会．「VHI」と「V-RQOL」の日本音声言語医学会推奨版．http://www.jslp.org/
3) Jacobson B, Johnson A, Grywalski C, et al. The voice handicap index（VHI）: Development and validation. Am.J.Speech Lang Pathol.1997;6:66-70.
4) Rosen C, Lee AS, Osborne J, et al. Development and validation of the voice handicap index-10. Laryngoscope.2004;114:1549-56.
5) Cohen S, Dupont WD, Courey MS. Quality-of-life impact of non-neoplastic voice disorders: a meta-analysis. Ann Otol Rhinol Laryngol. 2006;115:128-34.
6) Hogikyan N, Sethuraman G. Validation of an instrument to measure voice-related quality of life（V-RQOL）. J.Voice. 1999;13:557-69.
7) Hogikyan N, Wodchis WP, Terrell JE, et al. Voice-related quality of life（V-RQOL）following type-I thyroplasty for unilateral vocal fold paralysis. J.Voice. 2000;14: 378-86.
8) Portone C, Hapner ER, McGregor L, et al. Correlation of the voice handicap index（VHI）and the voice-related quality of life measure（V-RQOL）. J.Voice. 2007;21:723-7.
9) Franic D, Bramlett R, Bothe A. Psychometric evaluation of disease specific quality of life instruments in voice disorders. J.Voice.2005;19:300-15.

表4-3 声に関する質問紙（VHI）

日本音声言語医学会推奨版（2014）

声に関する質問紙（VHI）

声の問題であなたの日頃の生活がどのように影響を受けているかについて教えて下さい。この質問紙には声に関して起こりうる問題が記載してあります。この2週間のあなたの声の状態について以下の質問に答えて下さい。以下の説明を参考に該当する数字に○をつけて下さい。

0＝全く当てはまらない，問題なし
1＝少しある
2＝ときどきある
3＝よくある
4＝いつもある

1. 私の声は聞き取りにくいと思います。　　　　　　　　　　　　　0 1 2 3 4
2. 話していると息が切れます。　　　　　　　　　　　　　　　　　0 1 2 3 4
3. 騒々しい部屋では，私の声が聞き取りにくいようです。　　　　　0 1 2 3 4
4. 1日を通して声が安定しません。　　　　　　　　　　　　　　　0 1 2 3 4
5. 家の中で家族を呼んでも，聞こえにくいようです。　　　　　　　0 1 2 3 4
6. 声のせいで，電話を避けてしまいます。　　　　　　　　　　　　0 1 2 3 4
7. 声のせいで，人と話すとき緊張します。　　　　　　　　　　　　0 1 2 3 4
8. 声のせいで，何人かで集まって話すことを避けてしまいます。　　0 1 2 3 4
9. 私の声のせいで，他の人がイライラしているように感じました。　0 1 2 3 4
10. 「あなたの声どうしたの？」と聞かれます。　　　　　　　　　　0 1 2 3 4
11. 声のせいで，友達，近所の人，親戚と話すことが減りました。　　0 1 2 3 4
12. 面と向かって話していても，聞き返されます。　　　　　　　　　0 1 2 3 4
13. 私の声はカサカサした耳障りな声です。　　　　　　　　　　　　0 1 2 3 4
14. 力を入れないと声が出ません。　　　　　　　　　　　　　　　　0 1 2 3 4
15. 誰も私の声の問題をわかってくれません。　　　　　　　　　　　0 1 2 3 4
16. 声のせいで，日常生活や社会生活が制限されています。　　　　　0 1 2 3 4
17. 声を出してみるまで，どのような声が出るかわかりません。　　　0 1 2 3 4
18. 声を変えて出すようにしています。　　　　　　　　　　　　　　0 1 2 3 4
19. 声のせいで，会話から取り残されていると感じます。　　　　　　0 1 2 3 4
20. 話をするとき，頑張って声を出しています。　　　　　　　　　　0 1 2 3 4
21. 夕方になると声の調子が悪くなります。　　　　　　　　　　　　0 1 2 3 4
22. 声のせいで，収入が減ったと感じます。　　　　　　　　　　　　0 1 2 3 4
23. 声のせいで，気持ちが落ち着きません。　　　　　　　　　　　　0 1 2 3 4
24. 声のせいで，人づきあいが減っています。　　　　　　　　　　　0 1 2 3 4
25. 声のせいで，不利に感じます。　　　　　　　　　　　　　　　　0 1 2 3 4
26. 話している途中で，声が出なくなります。　　　　　　　　　　　0 1 2 3 4
27. 人に聞き返されるとイライラします。　　　　　　　　　　　　　0 1 2 3 4
28. 人に聞き返されると恥ずかしくなります。　　　　　　　　　　　0 1 2 3 4
29. 声のせいで，無力感を感じます。　　　　　　　　　　　　　　　0 1 2 3 4
30. 自分の声を恥ずかしいと思います。　　　　　　　　　　　　　　0 1 2 3 4

表 4-4　声に関する質問紙（V-RQOL）
日本音声言語医学会推奨版（2014）

声に関する質問紙（V-RQOL）

声の問題であなたの日頃の生活がどのように影響を受けているかについて教えて下さい。この質問紙には声に関して起こりうる問題が記載してあります。この2週間のあなたの声の状態について以下の質問に答えてください。以下の説明を参考に，該当する数字に○をつけてください。

　　　　1 ＝ 全く当てはまらない，問題なし
　　　　2 ＝ 少しある
　　　　3 ＝ ときどきある
　　　　4 ＝ よくある
　　　　5 ＝ これ以上ないぐらい悪い

1. さわがしい所では，聞き返されたり，大きな声で話さなければならなかったりと大変です。　　1　2　3　4　5
2. 話していると息が切れて何度も息継ぎしなければなりません。　　1　2　3　4　5
3. 話し始めた時に，どんな声が出るのかわかりません。　　1　2　3　4　5
4. 声のせいで，不安になったりイライラしたりします。　　1　2　3　4　5
5. 声のせいで，落ち込むことがあります。　　1　2　3　4　5
6. 声のせいで，電話で話すときに困ります。　　1　2　3　4　5
7. 声のせいで，仕事（家事・学業）に支障をきたしています。　　1　2　3　4　5
8. 声のせいで，外でのつきあいは避けています。　　1　2　3　4　5
9. 自分の言うことをわかってもらうまで何度も繰り返して言わなければなりません。　　1　2　3　4　5
10. 声のせいで，前ほど活発ではなくなりました。　　1　2　3　4　5

4 内視鏡検査

　喉頭の視診は，音声障害患者の診療において基本的な検査である。簡便性やコストの面から，検診や一般外来などのスクリーニングに際しては間接喉頭鏡が用いられる。咽喉頭の詳細な観察・記録を目的とする場合には，経鼻で行う軟性鏡（ファイバースコープ，電子内視鏡）や，硬性鏡（前方斜視型喉頭鏡）による検査が行われている。特にストロボスコピーを行うことで，発声時の音源である声帯の運動と粘膜波状運動を詳細に観察することができる。

1 検査目的

①音声障害の原因と病態を明らかにする。
②音声障害に対する治療効果の判定，継続した治療の必要性の判断を行う。

2 検査方法

1）必要機器

　検査には，軟性鏡あるいは硬性鏡と，それを可視化するシステムが必要となる。録音・録画機器もあることが望ましい。

2）検査手順

　被検者は座位とする。間接喉頭鏡による場合は，患者を前傾させ，被検者の舌を検者が前方へ牽引し，被検者に発声させながら額帯鏡の光を間接喉頭鏡に反射させ，喉頭を視野に捉えて観察する。軟性鏡による場合は鼻腔経由で内視鏡先端を挿入し，喉頭を視野に入れる。まず，安静時の咽喉頭全体の粘膜色調や形態，唾液の貯留，粗大病変や異常運動の有無を観察する。続けて母音発声や文章を音読させ，声を聴取しながら喉頭の運動を観察する。さらに内視鏡の先端を声門に近接させ，病変の広がりあるいは，微細な病変の視認に努める。硬性鏡による場合，患者を前傾させ，被検者の舌を検者が前方へ牽引し，硬性鏡をゆっくりと挿入して声帯を視野に捉え，声帯運動ならびに周囲の病変を観察する。ストロボスコピーでは，発声時の基本周波数を捉えるためにマイクが必要となる。

3 観察項目

　連続光では，披裂部や声帯の運動性および形状，発声時声門閉鎖，発声時声帯のレベル差，発声時の緊張状態などを観察する。さらにストロボ光を用いることで，声帯振動や粘膜波動の有無やその振幅，左右対称性・位相差，なども観察が可能となる。

4 検査の留意点

　鼻腔への内視鏡の乱暴な挿入による出血や，内視鏡先端が喉頭粘膜に触れることによる喉頭反射の誘発などに留意し，被検者の苦痛を極力避けるよう心がける。画像とともに音声を記録しておくことで，病態の変化や治療効果を検証することができる。無関位発声だけでなく，様々な高さの声での発声や文章の音読あるいは咳払いなど，複数のタスクを課すことが，病態の把握に有用なことがある。また，喉頭が解剖学的に回旋している（喉頭斜位）際など，被検者の頸部を回旋させることで，一見左右非対称な喉頭の運動が左右対称に見えるようになることがある。なお，喉頭ストロボスコピーでは，患者音声の基本周波数が不安定な場合にストロボ発光との同期が得られないために，声帯振動を観察できないことがある。

（p57；第6章 CQ3，p60；CQ4 参照）

5 空気力学的検査

　声は，声門下の空気力学的エネルギーが，声門で音響エネルギーに変換されることで生成される。空気力学的検査とは発声動態の総合的分析を行う検査であり，最長発声持続時間，発声時平均呼気流率の測定，声域検査，声の強さ測定，声門下圧などの測定を行うものである。空気力学的検査は発声時の空気力学的動態や効率を評価することができ，経過観察や治療効果判定に有用である。ただ，各パラメータは性別や年齢で正常値が異なる。測定条件や呼気能力によっても差が認められるので注意が必要である。

1 最長発声持続時間（maximum phonation time：MPT）

　最長発声持続時間は，総合的な発声能力を定量的に表すことができる検査である。呼吸が効率よく音響エネルギーに変換されると，長い持続発声が可能となる。声門閉鎖不全のような発声効率の低い病態では短縮する。被検者に深吸気させ，楽な高さ，楽な強さの声で /a/ を息の続く限り持続発声させた際の時間を測る。3 回施行し最長値を採用する。健常者の平均値は 20 秒以上で，男性の方が長い。10 秒未満では日常会話に支障を来すことが多い。MPT は全身状態や肺機能の影響を受ける。

2 発声時平均呼気流率（mean flow rate：MFR）

　単位時間あたりの発声時呼気量の平均値を表す。母音の持続発声で測定する。声門閉鎖不全例では高値に，過緊張性発声障害などでは低値になる。声の高さや大きさ，あるいは発声時の呼気や喉頭調節の程度により変動する。経過観察や治療効果の指標として有用である。

3 声域検査，声の強さ測定

　声域検査ではキーボードを用いて発声を誘導し，最も低い声から高い声までの音域を測定する。声の強さ測定は最も大きな声を発声させて音圧を測定する。これらは声の高さや大きさの発声能力を測定する検査である。

4　声門下圧

　空気力学的エネルギーが音響エネルギーに変換される際の効率を検討するためには，声門下圧の測定が必要になる。実際の臨床では，声門下圧の代わりとして近似値である発声時呼気圧を，声の高さ，音圧，呼気流率と同時に測定する気流阻止法がしばしば用いられている。呼気流率に対する呼気圧で表される気道抵抗値は，声門抵抗を反映するパラメータであり，声門における空気力学的発声動態を評価することができる。

【参考文献】

1) 日本音声言語医学会編. 新編　声の検査法. 医歯薬出版株式会社, 東京, 2009.

6 ボイスプロファイル

　声の高さと強さは互いに関連しながら変動する。様々な声の高さ，強さで発声させ，声の高さ・強さおよび呼気流率を，同時に測定する検査である。それぞれの変動を別個に評価するのみではなく，高さと強さ，高さと呼気流率，強さと呼気流率の関連を評価することができる。

1 測定の意義・目的

　声の高さ・強さを変化させながら呼気流率を同時に測定し関連を評価することで，楽な発声では MPT や MFR が正常範囲にある患者でも，発声動態の異常を検出することができる。同一患者の発声能力を経時的に比較することや，治療前後の変化を評価することに用いる。

2 検査方法

1）必要機器

　声の高さ，強さ，呼気流率を同時測定するための発声機能検査装置が必要である。

2）検査手順

　まずは，最も楽な高さと強さの声で測定する。その後，声の高さや強さを変えながら測定を行う。検者の指示によってボイスプロファイルの形が変わる可能性があり，被検者の発声能力をできるだけ引き出すことが重要である。

3 観察項目

1）声の高さの調節

　声の高さとともに呼気流率が増加するか，または一定か，減少するかについて観察する。低音域においては声の強さを増しても呼気流率は上昇しないが，高音域では声の強さに伴い呼気流率が上昇すると報告されている。しかしながら，高さと呼気流率に一定の関係を認めないとする報告もあり，判断には注意を要する。

2）声の強さの調節

声の強さと呼気流率は正の相関を示すことが多いが，一定であったり，明らかな相関を認めないこともある．例えば，声帯ポリープ症例では，声帯間にポリープが嵌入する状態となれば，声門閉鎖不全が生じ，結果的に呼気流率の増加を生じるが，ポリープや茎のサイズによるため，一定の相関を示さないことがある．

3）声の高さと強さの関連

声の高さと強さが正の相関にあるのか，一定であるかを観察する．治療前後においては，声の高さと強さの範囲や，呼気流率の変化を観察する．正常成人では，周波数が高くなるにつれて強さも上昇する傾向を示す．病的状態では声域の狭小化を示す．

4 検査の問題点および留意点

嗄声の自覚のない正常者においても，声が高くなるにつれ呼気流率が増加する場合や，変動がみられない場合がある．本検査で得られる形は被検者毎に異なることを念頭に置き，同じ患者の発声能力を経時的に追跡・比較する用途に用いることが適しているといえる．そのため，正常例と異常例の比較や評価には適さない可能性があり注意が必要である．しかしながら，被検者が出しやすい高さと大きさでの楽な発声（無関位発声）では異常を検出できない場合でも，本検査において，声の高さと強さを様々な程度に組み合わせた負荷発声を行うことで，異常を検出できる可能性がある．

【参考文献】

1) 湯本英二．新編 声の検査法．ボイスプロファイル，pp192-204，医歯薬出版株式会社，東京，2009．
2) 渡辺宏，小宮山荘太郎，金苗修一郎，他．Phonometer SK-80を用いた音声検査法．音声言語医学．1982;23:193-201．

7 音響分析

　音声信号を解析して音声障害の定量的評価を行う方法で，1970年代より臨床応用が始まったが，コンピュータの進歩や音声信号処理技術の発展により1990年代以降急速に普及して現在に至る。GRBAS尺度などの聴覚心理的評価に対して，より客観的な評価法としての位置付けがなされている。

1 検査目的

　音声を定量的に評価することを目的とする。嗄声の程度などを数値化して示すことができる。音声障害の病態や治療効果の客観的評価に有用である。

2 必要な機器

　周波数特性に優れたマイクロホンと音響分析を行う専用機器あるいは，音響分析ソフトウェアを搭載したパーソナルコンピュータが必要である。音声信号は44.1 kHz以上のサンプリングレートで取り込むことが望ましい。

3 音響分析の方法と評価のポイント

1）サウンドスペクトログラム

　音声信号に関するフーリエの理論を応用して，各周波数成分のエネルギーの強弱の時間的推移を視覚化したものである。縦軸に周波数，横軸に時間をとり，周波数成分の強弱は白黒の濃淡や色の違いで表される。解析に用いる時間窓の違いから，広帯域と狭帯域のサウンドスペクトログラムがあるが，持続母音発声での嗄声の定量的評価では狭帯域のものを使用する。

　正常音声では基本周波数と倍音成分が高音域まで明瞭に縞状にみられ，その間の雑音成分はわずかである。しかし，嗄声の程度が強くなるにつれて倍音成分が不明瞭になり，雑音成分が倍音の間に雲状に現れ，基本周波数や倍音のゆらぎが増加する。

2）基本周期と振幅のゆらぎ

　病的音声では声帯振動の規則性が損なわれるため，音声波形も一周期ごとに変動

し，基本周期や振幅にゆらぎが生じる。このゆらぎが大きいほど嗄声の程度が強いと考えることができる。音声の基本周期のゆらぎの指標としては周期変動指数（pitch period perturbation quotient：PPQ）がよく用いられる。各周期内でのピーク振幅のゆらぎの指標には振幅変動指数（amplitude perturbation quotient：APQ）がよく使用される。正常な音声ではこれらの値が小さいが，嗄声の程度が増すと値が大きくなる。音声障害の程度や治療効果を客観的に示すのに有用である．

3）喉頭雑音

正常な音声でも完全に周期的ではないので，基本周波数および倍音（調波）成分の間に何らかのエネルギー成分（喉頭雑音）を持つ。病的音声では，声帯振動のゆらぎに起因する非周期成分に加え，声門閉鎖不全などで生じる乱流などにより喉頭雑音が増加する。くし状フィルタを用いて調波成分のエネルギーと雑音成分のエネルギーとを分離し，それらの比を求めることで嗄声の程度を定量的に評価することができる。

指標として音声の調波成分と雑音成分のエネルギー比（harmonics-to-noise ratio：HNR）や，規格化雑音エネルギー（normalized noise energy：NNE）などがある。HNRでは嗄声の程度が増せば値が下がるので，雑音成分と調波成分のエネルギー比（noise-to-harmonics ratio：NHR）を求め，嗄声の増加とともに値が増加するようにすることもある。また，NNEでは嗄声が強くなると値が増加する。

4）ケプストラム分析法

ケプストラムは音声信号をフーリエ変換して得たパワースペクトルに対して，その対数を取ったものをさらにフーリエ変換したものである。ケプストラム分析では音声の周期性の情報がピークとして明瞭に現れる。これを数値化したものがケプストラムピーク卓立度（cepstrum peak prominence：CPP）であり，正常音声ではピークが高くCPP値も高いが，嗄声の程度が増すにつれてピークが低くなり，CPP値も低くなる。

なお，ケプストラムはピッチ同期分析を必要としないので，持続母音だけでなく会話音声へ適用できる利点もある。

（p63：第6章CQ5参照）

8 喉頭筋電図

喉頭筋電図は針電極を内喉頭筋に刺入し，筋電図計により内喉頭筋の活動電位を経時的に観察し記録する検査である。

1 検査目的

喉頭筋自体あるいは支配神経の活動様式を定性的，定量的に評価する。

2 検査方法

1）必要機器

検査には筋電図計と針電極，および音声を記録するマイクが必要である。

2）手技

電極刺入部位に局所麻酔を行う。喉頭内腔からアプローチする披裂筋の検査では，表面麻酔が必須である。内喉頭筋のうち，甲状披裂筋と輪状甲状筋はアプローチしやすい。

3 観察のポイント

正常では安静時には電気的活動はみられないが，筋収縮の程度が増すと活動する神経筋単位の数と発現頻度が増加し，相互の放電が重なり干渉しあって，非同時的な干渉電位（interference voltage）の状態を示す。

神経原性疾患では安静時に持続が短く，ごく小さい不随意放電をみることがある。これは筋線維性電位（fibrillation voltage）と呼ばれ，筋線維の自発放電で，脱神経状態を示す。完全麻痺では活動神経筋単位がみられない。麻痺の程度次第で，活動神経筋単位数の減少や多相性電位がみられ，神経再生時には幅の広い高振幅電位がみられる。筋原性疾患では低振幅電位がみられる。各内喉頭筋の同定タスクを表4-5に示す。輪状甲状筋の検査は，迷走神経麻痺と反回神経麻痺との鑑別に有用である。

表 4-5　内喉頭筋の同定タスク

筋名	発声	吸気	息こらえ	嚥下
甲状披裂筋	○		○	○
輪状甲状筋	○			
外側輪状披裂筋	○		○	○
後輪状披裂筋		○		
披裂筋	○		○	

文献1）より引用して改変

4 検査の問題点および留意点

　声帯麻痺が持続し，筋活動がみられても，本来の神経以外の神経線維が各内喉頭筋を支配している可能性があり，その場合には筋機能が必ずしも回復しない。また，喉頭筋電図による声帯麻痺の診断や，予後診断における感度，特異度の報告にはばらつきが多い。これには検査手技の熟練度が関係していると考えられる。

【参考文献】

1）小林武夫，熊田政信，村野恵美．筋電図．CLIENT 21 No.14 喉頭（天津睦郎編），p172-176，中山書店，2001．

第5章

音声障害の治療

1 薬物療法

1 抗菌薬

　炎症の原因あるいは増悪因子として細菌感染が考えられる声帯炎や喉頭炎などでは，抗菌薬の使用が推奨されるが，その副作用や，細菌の薬剤耐性の誘導の可能性等を考え，必要性や投与期間については慎重に判断する必要がある[1]。

2 非ステロイド系消炎薬およびその他の消炎薬

　多くの種類の薬剤が用いられている。例えば，声帯出血や声帯の発赤に対してはトラネキサム酸の投与が行われることが多い。また，気道粘膜修復および痰の粘性低下（粘性の高い痰は咳払いを誘発し，声帯炎症を招く誘因になりうる）の目的にてカルボシステインが用いられる[2]。また，咽喉頭の痛みにより発声動作が制限，あるいは不適切な発声法の誘発を避ける目的で，非ステロイド系消炎薬が有効な場合もある[2]。

3 副腎皮質ステロイド

　投与形態としては，内服，吸入，ネブライザー，静脈内投与，局所注入と様々な方法がある。いずれの投与形態においても，副腎皮質ステロイドには副作用の可能性があり，投与量，投与期間には注意が必要である[1]（p76；第6章 CQ9参照）。

4 ボツリヌストキシン（botulinum toxin：BT）

　痙攣性発声障害（spasmodic dysphonia: SD）に対しては，BTの内喉頭筋内局所注入療法の有効性が報告されている[1,3-6]。筋電図モニター下に，経皮的に責任筋にアプローチする方法が標準的に用いられる[3]。

　SDは内喉頭筋に限局した局所性ジストニアであり[3]，女性に多く，本邦の報告でも男女比は約1：3[4]ないし1：4[5]と報告されている。責任筋によりいくつかの型に分類されるが，甲状披裂筋を責任筋とする内転型が約95％を占める[4]。また，後輪状披裂筋を責任筋とする外転型が約5％を占める[4]。稀に，両型が併発する混合型がある。

BT は内転型に対しては基本的に有効である[5]。BT の作用の性質上，その有効期間は概ね数カ月であるが[5]，それよりも長い効果持続期間を示すこともある。注射後平均 2 週間ほど出現する気息性嗄声や軽度の誤嚥といった副作用がみられる。外転型に対しても BT 治療が行われるが，解剖学的にアプローチが難しく，内転型よりは有効率が低い。

なお，SD に対する BT 治療は米国耳鼻咽喉科・頭頸部外科学会のガイドライン[1]などで第一選択の治療法と位置づけられているが，本邦を含めて，多くの国では保険適用が認められていない。このことから本邦では医師主導治験が進められており，近い将来，保険適用の承認が得られる見込みである。

5 プロトンポンプ阻害薬（proton pump inhibitors：PPI）

発声障害のうち，胃酸の逆流すなわち胃食道逆流症がその原因あるいは増悪因子と考えられるものに関しては，PPI の使用が推奨される[1]。疑い例に対しての診断的治療としての役割もある。

例えば，筋緊張性発声障害（muscle tension dysphonia：MTD）の治療の中心は音声治療であるが，咽喉頭への胃酸逆流による咽喉頭違和感や防御反応が原因となっているものに対しては，PPI が有効と考えられる（p70；第 6 章 CQ7 参照）。

6 抗不安薬

心因性発声障害などで，心理的要因や精神疾患に基づく音声障害に対しては有効な場合があるが，心理療法や音声治療との併用が推奨される（p73；第 6 章 CQ8 参照）。

【参考文献】

1) Schwartz SR, Cohen SM, Dailey SH, et al. Clinical practice guideline:Hoarseness (Dysphonia). Otolaryngology-Head and Neck Surgery. 2009; 141: S1-31.
2) 角田晃一．急性喉頭炎，慢性喉頭炎．加我君孝編．耳鼻咽喉科処方ノート．中外医学社，東京，2004:147-57.
3) Kobayashi T, Niimi S, Kumada K, et al. Botulinum Toxin Treatment for Spasmodic Dysphonia. Acta Otolaryngol. 1993;Suppl.504:155-7.
4) 熊田政信．痙攣性発声障害の治療− Botulinum Toxin 注入術−．喉頭．2014;26:87-91.
5) 熊田政信，小林武夫，村野恵美，他．ボツリヌストキシン注射−小林武夫グループの 16 年（1989 〜 2004）−．喉頭．2004;16: 67-73.
6) 熊田政信．喉頭筋電図・ボツリヌストキシン・音声治療−痙攣性発声障害を中心に−．喉

頭．2007；19：40-46．
7) 竹内啓，熊田政信．痙攣性発声障害．加我君孝編．耳鼻咽喉科処方ノート．中外医学社，東京，2004:163-4．

2 音声治療

　音声治療は，誤った発声習慣（誤用）および，発声に関わる不適切な行動（濫用）を，直接的，間接的に適切な方向に導くことによって音声障害を治療する方法である。薬物や手術による治療から独立して用いられる場合と，併用される場合がある。直接訓練（音声訓練）は，発声行動の生理的側面へのアプローチであり，症状（病態）対処的に行われる場合と，一連のプログラムとして包括的に行われる場合がある。間接訓練（声の衛生指導）は，不適切な発声行動の背景となる生活習慣，環境要因に対するアプローチである。

1 適応とエビデンス

　発声器官に形態的異常や運動障害を認めない音声障害（p9；第2章・表2-1「8000：その他の音声障害」に相当）に対しては，薬物や手術などの治療が適応されることは少なく，音声治療が主に適応される。また，声帯麻痺やパーキンソン病などの運動障害や心因性発声障害にもその適応を拡げるという考え方もある。音声治療は直接訓練，間接訓練ともに長い歴史をもち，さまざまな理論体系に基づく方法論が展開されている反面，分類や適応は確立されていない。治療効果に関するエビデンスに関しては少数ながら，疾患別，方法論別に臨床報告が蓄積しつつある。（p79；第6章CQ10参照）

2 音声治療の分類

　直接訓練と間接訓練に大別し，前者を症状（病態）対処的訓練と包括的訓練に区別するのが一般的である。また，これらの音声治療は，それぞれが独立した方法として個別に適用されるのではなく，症例ごとに組み合わせて用いられる場合が多い。

1）直接訓練（音声訓練）

（1）症状対処的訓練

　声の高さ，強さ，音質など個別の音声の病態に着目し，異常の原因となる発声行動を直接的に是正することにより，音声障害を治療しようとする方法である。不適切な発声行動を変容させる方法として，緊張の解除を目的とする「あくび・ため息法」，

「咀嚼法」,「チューブ発声法」, 声門閉鎖の強化を目的とする「プッシング法」などが代表的である。

(2) 包括的訓練

近年では, さまざまな音声訓練の手技を症状対処的に用いるのではなく, 発声の生理を包括的に捉えることを基本として, 呼吸, 発声, 共鳴のバランスを整え, 喉頭筋の緊張を調整することで, 声帯振動を正常化させることを目的とした一連の治療プログラムが開発されている。代表的なものを以下にあげる。

- Vocal Function Exercises：内喉頭筋を主体とする発声筋の筋力強化と, 異常なバランスの修正による音声機能の改善を目的とする。
- レゾナント法：最適な共鳴は喉頭レベルでの適切な発声に帰結するという考えから, 声帯と声道を一体化した発声器官ととらえて発声行動を指導する。
- アクセント法：呼吸調節と発声調節の協調に重点をおいて発声行動を改善しようとする。
- Lee Silverman法：パーキンソン病症例に対する発声行動の強化により, 声の大きさや発話明瞭度の向上を目的とする。

2) 間接訓練（声の衛生指導）

不適切な発声行動や生活習慣が多くの機能性音声障害の背景にあり, これらを是正することで発声機能の改善が期待されるという考えから, 声の衛生指導の必要性が指摘されている。以前には, 適切な発声に関する患者教育の意味合いが強かったが, 近年では, 音声障害の背景を分析し, 症例ごとに様々な方法の組み合わせが適用されることが多い。代表的な方法論として, 患者教育のほかに, ストレスマネージメント, 音声酷使や発声の悪習慣の是正, 発声日誌の記載, 系統的な声の衛生プログラム, 刺激の回避, 環境要因への配慮, 会話習慣への助言などがある。

3 実施にあたっての留意点

音声障害の病態を正確に把握し, 適切な音声治療を行うためには, 以下に留意する。

- 病態を正確に把握すること（発声行動の異常か？運動障害の要素はあるか？粘膜病変を伴うか？生活習慣の問題はあるか？）。
- 病態に応じて適切な治療法を選択すること。

・治療の目標を明確にすること。

　医療機関で音声治療を実施するのは主に言語聴覚士である。訓練を処方する医師と音声治療を担当する言語聴覚士の間で，病態の理解と治療方針が共有され，適切な期間で治療効果の評価と方針の再検討が行われることが必要である。

【参考文献】

1) Thomas LB, Stemple JC. Voice therapy: Does science support the art? Communicative disorders review. 1. Plural Publishing Inc: 51-57, 2007.
2) Boone DR. The voice and voice therapy. Englewood Cliffs, NJ: Prentice-Hall, 1971.
3) Stemple J, Roy N, Klaben B. Clinical voice pathology: Theory and management.（5th） Plural Publishing, Inc. 2014.
4) Roy N, Gray S, Simon M, et al. An evaluation of the effects of two treatment approaches for teachers with voice disorders: A prospective randomized clinical trial. J Speech Language Hearing Research. 2001; 44: 286-96.
5) Verdolini-Abbott K. Lessac-Madsen resonant voice therapy: Clinician manual. Plural Publishing, Inc. 2008.
6) Chen SH, Huang J, Chang W. The efficacy of resonance method to hyperfunctional dysphonia from physiological, acoustic and aerodynamic aspects: The preliminary study. Asia Pacific journal of Speech Language and Hearing. 2003; 8: 200-3.
7) Nasser KN. The accent method of voice therapy. Singular Publishing Inc.1995（音声治療アクセント法．渡辺陽子訳，医歯薬出版，2004）
8) Bassiouny S. Efficacy of the accent method of voice therapy. Folia Phoniatrica et Logopedica. 1998; 50: 146-64.

3 手術治療

1 目 的

　音声障害に対する手術は，音声機能の改善や病変の診断などを目的として，1. 良性の器質的声帯病変，2. 声門閉鎖不全，3. 痙攣性発声障害や機能性発声障害，4. 悪性疾患が疑われる病変，を対象として行われる。

1) 器質的声帯病変

　正常な音声には，声帯粘膜に損傷がなく機能が保たれていることが必要である。声帯ポリープ，ポリープ様声帯，声帯嚢胞，声帯結節，声帯溝症などの良性の器質的声帯病変では，異常な振動パターンを呈するために嗄声を生じる。保存的治療で病変の改善が期待できない場合，声帯病変に対する手術を考慮する。

2) 声門閉鎖不全

　声帯麻痺，声帯の萎縮や欠損による声門閉鎖不全では嗄声を来す。これらに対し，声帯の容積や緊張度を増大させる声帯内注入術や声帯内自家筋膜移植術，声帯を正中移動させる声帯内方移動術などが行われる。

　片側声帯麻痺では，発声時の声門間隙が小さな例では，声帯内注入術（声帯内注射）や甲状軟骨形成術Ⅰ型[1]がよい適応であり，声門間隙が大きな例では披裂軟骨内転術[2]，あるいは披裂軟骨内転術と甲状軟骨形成術Ⅰ型の併用などが有効である（p82；第6章CQ11参照）。

3) 痙攣性発声障害や機能性発声障害

　内転型痙攣性発声障害に対しては，BTの甲状披裂筋内注入や，甲状軟骨形成術Ⅱ型[3,4]，甲状披裂筋切除術などが行われる。世界的にはBT治療が広く行われているが，本邦では甲状軟骨形成術Ⅱ型や，甲状披裂筋切除術などの手術も選択されている。

　機能性発声障害の一つとして，変声期を過ぎても声が低くならない変声障害に対して，甲状軟骨形成術Ⅲ型[5,6]が行われることもある。

4) 悪性疾患が疑われる病変

　嗄声は悪性疾患の一症状として現れる場合があり，確定診断のために生検や病変切

除を必要とすることがある。特に異常血管，潰瘍形成，表面不整な隆起性病変などがみられる場合には，手術を考慮すべきである。

2 手術方法

1）喉頭微細手術

声帯ポリープなどの声帯の良性病変に対する音声外科として，また声門閉鎖不全に対する声帯内注入術[7]や声帯内自家筋膜移植術[8]，さらには悪性疾患の3次元的広がりの確認と生検，治療のためなどに行われる。

2）喉頭枠組み手術

喉頭枠組み手術[9,10]は，声帯に直接，手術侵襲を与えるのではなく，喉頭の枠組み（主として甲状軟骨，披裂軟骨）に手術的操作を加えて，間接的に声帯の緊張度，位置，長さなどを変える手術である。

片側声帯麻痺による声門閉鎖不全に対しては，甲状軟骨形成術Ⅰ型や披裂軟骨内転術が行われる。甲状軟骨形成術Ⅰ型は，声帯内方移動を目的として甲状軟骨の声帯レベルに窓を開け，声帯を内方に押し込む方法である。披裂軟骨内転術は披裂軟骨を内転させて声帯を内転させる術式であり，発声時に声門間隙（特に後方間隙）が大きい場合や両側声帯間にレベル差がある場合によい適応である。両者は併用されることもある。披裂軟骨内転術に加えて，神経筋弁移植術を併用する方法[11]もある。

痙攣性発声障害に対する甲状軟骨形成術Ⅱ型や，変声障害に対する甲状軟骨形成術Ⅲ型などもある。

蛋白同化ステロイドや男性ホルモンの長期投与や，上喉頭神経外枝の麻痺などにより声が低すぎる場合などでは，声帯の緊張を高めるために甲状軟骨形成術Ⅳ型[12]が行われる。

3）局所麻酔下の喉頭内視鏡手術

声帯病変の切除および摘出や声帯内注入術，生検などを，鼻腔から内視鏡を挿入して喉頭をモニターしながら，経口的または内視鏡チャネルを通して鉗子を挿入して行う手術である[13]。局所麻酔のため，術中に患者の音声を確認でき，粘膜波動を確認しながら手術ができる利点がある。また，全身麻酔が困難な症例や，喉頭展開が困難な症例も本手術の適応になり得る。

【参考文献】

1) Isshiki N, Okamura H, Ishikawa T. Thyroplasty type I (lateral compression) for dysphonia due to vocal cord paralysis or atrophy. Acta Otolaryngol. 1975; 80 (5-6): 465-73.
2) Isshiki N, Tanabe M, Sawada M. Arytenoid adduction for unilateral vocal cord paralysis. Arch Otolaryngol. 1978 Oct; 104 (10): 555-8.
3) Isshiki N, Tsuji DH, Yamamoto Y, et al. Midline lateralization thyroplasty for adductor spasmodic dysphonia. Ann Otol Rhinol Laryngol. 2000; 109 (2): 187-93.
4) Isshiki N, Sanuki T. Surgical tips for type II thyroplasty for adductor spasmodic dysphonia: modified technique after reviewing unsatisfactory cases. Acta Otolaryngol. 2010 Feb; 130 (2): 275-80.
5) Isshiki N, Taira T, Tanabe M. Surgical alteration of the vocal pitch. J Otolaryngol. 1983 Oct; 12 (5): 335-40.
6) Nakamura K, Tsukahara K, Watanabe Y, et al. Type 3 thyroplasty for patients with mutational dysphonia. J Voice. 2013; 27 (5): 650-4.
7) Umeno H, Shirouzu H, Chitose S, et al. Analysis of voice function following autologous fat injection for vocal fold paralysis. Otolaryngol Head Neck Surg. 2005; 132: 103-107.
8) Tsunoda K, Kondou K, Kaga K, et al. Autologous transplantation of fascia into the vocal fold: long-term result of type-1 transplantation and the future.Laryngoscope. 2005; 115: 1-10.
9) Isshiki N, Morita H, Okamura H, et al. Thyroplasty as a new phonosurgical technique. Acta Otolaryngol. 1974; 78 (5-6): 451-7.
10) Isshiki N. Progress in laryngeal framework surgery. Acta Otolaryngol. 2000; 120 (2): 120-7. Review.
11) Yumoto E, Sanuki T, Toya Y, Kodama N, et al. Nerve-muscle pedicle flap implantation combined with arytenoid adduction. Arch Otolaryngol Head Neck Surg. 2010; 136 (10): 965-9.
12) Tanabe M, Haji T, Honjo I, et al. Surgical treatment for androphonia. An experimental study. Folia Phoniatr. 1985; 37 (1): 15-21.
13) Omori K, Shinohara K, Tsuji T, et al. Videoendoscopic laryngeal surgery.Ann Otol Rhinol Laryngol. 2000; 109: 149-55.

第6章

Clinical Questions (CQ)

CQ1 GRBAS 尺度による音声評価は有用か？

推奨度
強く
推奨する

声質の評価は声の物理的側面（物理的パラメータ）と聴覚心理的側面から評価される。後者の代表として GRBAS 尺度が音声障害の評価方法として強く推奨される。

背 景

　声は，物理現象としての音という側面と，実際にヒトがそれを聴いて認識するという聴覚心理的側面とを併せ持つ。したがって，声質の評価はその両側からなされるべきである。物理的側面の評価としては，各種のパラメータが提唱されているが，その優れた客観性と再現性にもかかわらず，聴覚心理的側面に関しては物理的パラメータでは評価が難しい部分が多い。そこを補う意味でも，またその欠点であるところの客観性と再現性が物理的パラメータに比べ不足する点を考慮しても，聴覚心理的側面の評価を行う価値がある。嗄声の聴覚心理的評価法としては，GRBAS 尺度はその代表的なものである[1-3]。

　なお，GRBAS 尺度は持続的な音声の特徴を評価するものであり，断続的な現象や遅いゆらぎ等は評価の対象とはならない。したがって，痙攣性や振戦性の音声，声の翻転，二重声，硬起声あるいは失声などの GRBAS 尺度の対象にならない声の特徴は，GRBAS 尺度とは別に追記事項として記載する。

解 説

　GRBAS 尺度は本邦で開発された手法であるが，国際的にも認知され使用されており，海外からの文献も多い。嗄声の程度を総合的に評価する要素（G）と，分析的要素 4 つ（R, B, A, S）の計 5 つの要素で評価する。これらの要素は，音質を表現する多彩な形容詞・多種多様な概念から，多重分析的に抽出・一般化されたものである（p21；第 4 章 2 参照）。日本語の形容詞を元に抽出された要素であることから，GRBAS 尺度の解釈の言語的背景の影響も検討されている[1]。

　聴覚心理的側面の評価法の一般的な欠点として，検者間および検者内の再現性が検

者熟達度に左右される場合があることに留意する必要がある[2]。したがって検者は，音声言語医学会による「嗄声のサンプルテープ」（p22参照）等を用いて，GRBAS尺度による評価のトレーニングを行うことが必要であるが，比較的短時間のトレーニングによって有意に検者内，検者間ともに再現性が高まったという報告がある[2]。

評価の対象となるタスクとしては持続発声母音が適切である[3]。すなわち，持続発声母音においては，比較的均一な声質が一定時間安定して得られること，プロソディや構音といった発声以外のレベルの因子の影響を出来るだけ排除できることから，評価しやすい。

GRBAS尺度においては，それぞれの尺度において4段階評価を用いるが，4段階評価には偶数段階評価であることや，再現性と実用性から多すぎず少なすぎない段階数であることなどの利点がある[4]。

G, R, Bは比較的再現性が高く[5]，またそれらとの関連性の高い物理的パラメータ（のセット）も報告されている[2,6-8]が，A, Sに関しては再現性が前3者に比べて低く[5]，また，物理的パラメータ（のセット）との関連も低いとする報告[2,6]が多い。そのことは裏返せばA, Sこそ物理的パラメータで表せない聴覚心理的側面を表現している要素とも言える。

GRBAS尺度と他の聴覚心理的評価法（CAPE-V, VPA等）との関連も検討されている[9-10]。また，GRBAS尺度と患者自身による自覚的評価法（VHI, V-RQOL, IPVI等）との相関も報告されている[9,11]。

【検索式】

PubMed: grbas

【参考文献】

1) Yamaguchi H, Shrivastav R, Andrews ML, et al. A comparison of voice quality ratings made by Japanese and American listeners using the GRBAS scale. Folia Phoniatr Logop. 2003;55:147-57.（エビデンスレベルⅢ）
GRBAS尺度における評価者の言語的背景の影響を調べる目的で，35個の音声サンプルに対する日本人と米国人の検者の評価を比較した。結果，G, R, Bでは両者間に有意な差はなかったが，A, Sでは差が見られた。
2) Eadie TL, Baylor CR. The effect of perceptual training on inexperienced listeners' judgments of dysphonic voice. J Voice. 2006; 20:527-44.（エビデンスレベルⅢ）
GRBAS尺度における検者の訓練効果を調べる目的で，15名の音声サンプルの評価を，16名の未経験の検者に，評価訓練の前後，2時間の間隔をあけ，2回評価させたところ，検者内，検者間ともに有意に再現性が高まった。併せて，G, B, A, Sとcepstral peak prominenceとの，また，Rとshimmerとの高い相関も明らかになった。

3) Lu FL, Matteson S. Speech tasks and interrater reliability in perceptual voice evaluation. J Voice. 2014;28:725-32.（エビデンスレベルⅢ）
GRBAS 尺度に適した音声タスクを見つける目的にて，60 名の被検者の持続発声母音，カウンティング，音読等のタスクにおける GRBAS 尺度の再現性を調べたところ，/a/ の持続発声と，カウンティングの 2 つのタスクの再現性が高く，これらが GRBAS 尺度を行う上での最適タスクであると結論づけられた。

4) Wuyts FL, De Bodt MS, Van de Heyning PH. Is the reliability of a visual analog scale higher than an ordinal scale? An experiment with the GRBAS scale for information. J Voice. 1999;13:508-17.（エビデンスレベルⅢ）
GRBAS 尺度を用いて，2 通りの評価法（従来の 4 段階法と，連続的な値を取る方法）で比較したところ，後者の方が検者内の再現性が低かった。したがって，従来の 4 段階法の方が推奨されるという結果を得た。

5) Vaz Freitas S, Pestana PM, Almeida V, et al. Audio-perceptual evaluation of Portuguese voice disorders-an inter- and intrajudge reliability study. J Voice. 2014;28:210-5.（エビデンスレベルⅢ）
GRBAS 尺度における検者間および検者内の再現性を調べるべく，90 個の音声サンプルを 10 名の音声の専門家に評価させた。結果，G, R, B では比較的再現性が高かったが，A, S では比較的再現性が低かった。

6) Vaz Freitas S, Melo Pestana P, Almeida V, et al. Integrating voice evaluation: correlation between acoustic and audio-perceptual measures. J Voice. 2015;29:390.e1-7.（エビデンスレベルⅢ）
GRBAS 尺度といくつかの音響パラメータとの相関を，90 個の音声サンプルを用いて調べた。音響パラメータは異なる 4 種類のソフトウェア，GRBAS 尺度は 10 人の熟練した音声の専門家による。いくつかのパラメータ（local Shimmer, harmonics-to-noise ratio, APQ5 shimmer, and PPQ5 jitter）は GRBAS 尺度と相関が見られたが，ソフトウェアによって差があった。B が最もパラメータとの相関が大きく，一方 A, S は相関が低かった。

7) Stráník A, Čmejla R, Vokřál J. Acoustic parameters for classification of breathiness in continuous speech according to the GRBAS scale. J Voice. 2014 ;28:653.e9-653.（エビデンスレベルⅢ）
B に関連した音響パラメータを見つける目的にて，593 個の音声サンプルに関して，B を 5 名の音声の専門家が評価し，また複数の音響パラメータにて分析を行った。結果，4 つの音響パラメータからなるセットによる数値が，B と高い相関を示した。

8) Yu P, Ouaknine M, Revis J, et al. Objective voice analysis for dysphonic patients: a multi-parametric protocol including acoustic and aerodynamic measurements. J Voice. 2001;15:529-42.（エビデンスレベルⅢ）
G と相関の高い音響および空気力学的パラメータのセットを見つけるべく，84 名の音声サンプルに対し，各種音響および空気力学的パラメータの測定，および 6 名の専門家による G 評価を行った。結果，6 つのパラメータ（range, LC, ESGP, MPT, signal-to-noise ratio, and F0）の非線形的な結合値が 4 段階 G 評価と 86％ の高い一致をみた。

9) Karnell MP, Melton SD, Childes JM, et al. Reliability of clinician-based（GRBAS and CAPE-V）and patient-based（V-RQOL and IPVI）documentation of voice disorders. J Voice. 2007; 21:576-90.（エビデンスレベルⅢ）
102 名の音声障害の患者に関し，その音声サンプルを医療従事者が 2 つの聴覚心理的評価法（GRBAS と Consensus Auditory Perceptual Evaluation-Voice：CAPE-V）を用いて評価した値と，患者自身による 2 つの自覚的評価法（V-RQOL および Iowa Patient's Voice

Index：IPVI）による値との間の相関を調べたところ，相関が低かった。したがって，他者による聴覚心理的評価法と，患者自身による自覚的評価法とは，お互いに違う観点から見ていると結論づけられる。

10) Carding P, Carlson E, Epstein R, et al. Formal perceptual evaluation of voice quality in the United Kingdom. Logoped Phoniatr Vocol. 2000;25:133-8.（エビデンスレベルⅢ）
英国において臨床家の使用に適した音声の聴覚心理的評価の方法論を探るべく，The Vocal Profile Analysis（VPA），GRBAS および The Buffalo Ⅲ Voice Profile の3つを比較した。結果，GRBAS が最も日々の臨床におけるガイドラインとして推奨されるものであった。

11) Bauer V, Aleric Z, Jancic E. Comparing voice self-assessment with auditory perceptual analysis in patients with multiple sclerosis. Int Arch Otorhinolaryngol. 2015;19:100-5.（エビデンスレベルⅢ）
38名の多発性硬化症の患者において，聞き手側の主観的評価法である GRBAS 尺度と，話し手側の主観的評価法である VHI との相関を調べた。GRBAS 尺度に関しては，音声サンプルを専門家が評価した。GRBAS と VHI には高い相関が見られた。特に A, S と VHI の相関が高かった。

CQ2 自覚的評価 VHI と V-RQOL は有用か？

推奨度
強く推奨する

音声障害の自覚的評価の日本語版には，VHI，VHI-10，pVHI，V-RQOL の4つがある。この4つは，それぞれ多施設間で信頼性と妥当性が検討されており，いずれも高い信頼性と妥当性が示されており，音声障害の自覚的評価として強く推奨される。

背景

これまで，音声障害の評価は，医療者の視点から，聴覚心理的評価や空気力学的評価，音響分析などの他覚的評価が用いられてきた。しかし，近年，VHI や V-RQOL などの自覚的評価が開発されてきた。これらの自覚的評価は，音声障害が患者の生活の質にどのような影響を及ぼしているかという患者の視点からの評価も必要であるとの考え方が背景となっている。実際の臨床場面では，こうした自覚的評価の結果をもとに，患者が感じている諸々の生活上の制約を分析することで患者の生活の質を改善する支援策を計画・立案することができる。

解説

米国で音声障害患者による初めての自覚的評価として，Jacobson らが 1997 年に VHI を，次いで Hogikyan らが 1999 年に V-RQOL を開発した。その後も，VHI-10 や小児用の pVHI など，さまざまな自覚的評価が開発された。さらに，それらは他の多くの言語に翻訳され，すでに高い信頼性と妥当性が報告されている[1]。一方，VHI と V-RQOL の日本語版については，田口らや城本らや折舘らの先行研究がある[2-4]。しかし，いずれも標準化や翻訳の統一化については検討されていない。そこで，日本音声言語医学会①音声情報委員会では VHI および VHI-10，V-RQOL の日本語版試案を作成した[5-7]。

推奨版の日本語版 VHI および VHI-10，V-RQOL は，国内の多施設間協力により，各施設からの多数の研究協力者を得，信頼性と妥当性について検証された[5-7]。その結果，内的整合性を示す Cronback's α 係数は，VHI が 0.98，VHI-10 が 0.93，V-RQOL が 0.94 と高い信頼性を示した[6,7]。さらに，音声障害のない群と音声障害群

においても，各評価総得点に有意差を認めた．また，最長発声持続時間が10秒以上群と臨床的に問題となる10秒未満群との比較においても，各評価総得点に有意差を認めた．すなわち，他覚的評価（音声障害の有無，最長発声持続時間）による外部基準との対応も認められ，妥当性が示された[6,7]．

　また，先行研究では，手術的加療（放射線治療も含む）や音声治療，保存的治療（薬物療法，ネブライザー療法）など，治療後にVHIやV-RQOL得点が改善することが報告されている[2,4]．

　一方，これらの音声障害の自覚的評価は対象を成人としており，小児用は開発が待たれていた．2007年にZurらは，上記のVHIをもとに音声障害児の保護者用pVHIを開発した[8]．これは児童用であることから，評価を保護者の回答に委ねるという他覚的評価であった．そこで，千田らは2012年にZurらのpVHIを，質問紙法に適応できるとされている小学校3年生以上の学童に理解できるような翻訳改訂版を作成した[9]．国内の5つの耳鼻咽喉科外来に研究協力を依頼し，音声障害のない児106名と音声障害児22名について，信頼性と妥当性を検討した．内的整合性を示すCronback's α 係数は，0.92と高い信頼性を示した[9]．また，音声障害児群と音声障害のない児の群ではpVHI得点に有意差を認め，妥当性が示された．

【検索式】

Pubmed:
Medline, Health and Phychosocial Instruments and Cumulative Index to Nursing & Allied Health database　1996-2007
#1:QOL, dysphonia, voice, instrument,scale,score,research instrument inventory
＊は検索式以外の文献

【参考文献】

1) Branski RC,Cukier-Blaj S,Pusic A, et al. Measuring Quality of Life in Dysphonic Patients: A Systematic Review of Content Development in Patient-Reported Outcomes Measures. J.Voice.2010;24:193-8.（エビデンスレベルⅠ）
   Medline, Health and Psychosocial Instruments, Cumulative Index to Nursing & Allied health databaseの1966から2007までの英語文献から9つの音声障害の自覚的評価を検索し，各尺度をさまざまな視点から比較しながら解説している．
2) 田口亜紀，兵頭政光，三瀬和代，他．Voice Handicap Index 日本語版による音声障害の自覚度評価．音声言語医学．2006;47:372-8.（エビデンスレベルⅣb）
   VHII日本語版を音声障害症例163例（男性79例，女性84例）に適応し有用性を検証した．その結果，疾患別では機能性発声障害，反回神経麻痺，声帯萎縮，声帯溝症の症例で得点が高い傾向を示した．また，大部分の疾患では，機能的側面および身体的側面の得点が感情的側面の得点より高く，治療後には，多くの例で得点が改善したことを示している．

3) 城本　修, 池永絵里. 音声障害の自覚的評価尺度 VHI,V-RQOL 日本語版の信頼性と妥当性の検討. 音声言語医学. 2011;52:254-62.（エビデンスレベルIVb）
音声障害患者 112 名と非音声障害者 163 名について，日本語版 VHI と V-RQOL を実施し，Cronbach α 係数による内的整合性と両群の得点差による基準連関妥当性を検討し，ともに諸外国翻訳版 VHI,V＝RQOL と同等か，それ以上の信頼性と妥当性を示している。

4) 折舘伸彦, 古田　康, 西澤典子, 他. 放射線治療を受けた喉頭癌患者の治療後音声に関する QOL の検討. 喉頭, 2007;19:59-64.（エビデンスレベルIVb）
喉頭癌根治治療後に無病生存が確認された外来経過観察中の患者 130 例を対象に日本語版 V-RQOL を実施し，喉頭癌根治治療後に，Social-emotional Domain よりも Physical-functioning Domain により反映される傾向にあったことを示した。さらに VHI-10 日本語版と強い相関を示し，聴覚心理的評価 GRBAS の G と中程度の相関を示した。これらのことから，日本語版 V-RQOL が喉頭癌治療後の評価に有用であると結論づけている。

*5) 折舘伸彦, 城本修, 生井友紀子, 他. 推奨版 VHI および V-RQOL 作成と質問紙のアンケート調査－多施設共同研究－. 音声言語医学. 2014;55:284-90.（エビデンスレベルIVb）
全国 8 施設から音声障害患者 173 名と音声障害のない 105 名を対象に日本音声言語医学会推奨版 VHI と V-RQOL 質問紙記入に関するアンケート調査を行った結果，内容の適切性やわかりやすさについては概ね良好な反応が得られた。ただし，VHI については質問項目がやや多いとの指摘もあった。

*6) 田口亜紀, 折舘伸彦, 城本修, 他. 推奨版 V-RQOL の信頼性と妥当性の検証－多施設共同研究－. 音声言語医学。2014;55:299-304.（エビデンスレベルIVb）
全国 8 施設から音声障害患者 173 名と健常者 105 名を対象に日本音声言語医学会推奨版 V-RQOL の信頼性と妥当性を検証した結果，内的一貫性も外的妥当性も高いことが示された。

*7) 城本修, 折舘伸彦, 生井友紀子, 他. 推奨版 VHI および VHI-10 の信頼性と妥当性の検証－多施設共同研究－. 音声言語医学. 2014;55:291-8.（エビデンスレベルIVb）
全国 8 施設から音声障害患者 173 名と音声障害のない 105 名を対象に日本音声言語医学会推奨版 VHI と VHI-10 の信頼性と妥当性を検証した結果，どちらも内的一貫性も外的妥当性も高いことが示された。

8) Zur KB, Cotton S,Kelchner L,et al. Pediatric voice handicap index（pVHI）: a new tool for evaluating pediatric dysphonia. Int J. Pediatr Otorhinolaryngol. 2007;71:77-82.（エビデンスレベルIVb）
成人用 VHI をもとに 23 項目からなる小児用 pVHI を作成し，3～12 歳の音声障害のない男児の両親 45 名と喉頭気管再建術を施行した子どもの保護者 33 名に記入を依頼し，両群間で有意な得点差が認められ，再検査信頼性も 0.82 と高い信頼性が認められた。

9) 千田裕子, 城本修. Pediatric Voice Handicap Index（pVHI）に基づく小児用音声障害の自覚的評価尺度の作成. 言語聴覚研究. 2012;9:140-9.（エビデンスレベルIVb）
全国 5 施設から音声障害学童 21 名と小学校 3 年生以上の音声障害のない学童 106 名とその保護者を対象に pVHI の日本語版試案の信頼性と妥当性を検証した結果，学童版でも保護者版でも内的一貫性も外的妥当性も高いことが示された。

CQ3 喉頭内視鏡検査は有用か？

推奨度 強く推奨する

音声障害の診療に際しては喉頭所見の観察が重要であり，症状の経過や患者背景を踏まえて，適切なタイミングで喉頭内視鏡検査を行うことが推奨される。喉頭の観察には硬性鏡および軟性鏡が用いられるが，各検査法の特徴を理解して使い分けることが求められる。

背景

音声障害の診療に際し，間接喉頭鏡，硬性鏡，軟性鏡（ファイバースコープ，電子内視鏡）による喉頭の観察が行われている。1854年にGarciaが間接喉頭鏡を，1909年にはHaysが喉頭観察用の硬性鏡を考案し，1968年にSawashimaとHiroseが経鼻軟性鏡（ファイバースコープ）での喉頭観察を報告した。1990年代から鼻咽喉用の電子内視鏡が開発され，現在広く普及している。

解説

音声障害の診療に際しては，喉頭所見の観察が重要である。検査を行う対象・タイミングに関しては，2009年の米国耳鼻咽喉科・頭頸部外科学会によるClinical practice guideline: Hoarseness (Dysphonia)[1] に記述がある。悪性疾患の診断の遅れは予後に影響することから，3カ月以上遷延する音声障害患者には内視鏡検査を行うことが推奨されている。一方，音声障害を訴える期間が短くても，①喫煙歴や飲酒歴がある，②頸部腫瘤を伴う，③外傷後の発症，④血痰・嚥下障害・耳痛・気道の問題を伴う，⑤神経症状を伴う，⑥体重減少を伴う，⑦音声障害が増悪傾向にある，⑧免疫不全患者，⑨異物誤飲の可能性がある，⑩新生児，⑪気管挿管後あるいは頸部手術後，などの場合には，深刻な病態が潜んでいる可能性があり，早期に内視鏡検査を行うべきとしている。また，音声を職業的に使用する，あるいは音声障害が患者のQOLを著しく損なっているような場合にも，内視鏡検査を3カ月待つ必要はないとされる。すなわち，これらの音声障害患者に対しては，可及的速やかに喉頭内視鏡検査を行い，喉頭の病態を把握することが求められる。

一方，小児では，声帯疾患患者54名と非声帯疾患患者46名に内視鏡検査を行った

検討[2]で，声帯疾患患者のうち主訴が嗄声であったのは 30 名（55.6 %）に過ぎなかったと報告されている。この検討では，努力発声，発声後の喉の違和感や疼痛，会話後に声が弱くなる，声が割れるかいつもと違って聞こえる，などの項目をスコア化した Glottal Function Index を親に記録させることで，声帯疾患患者の 70 % を診断できたと報告されており，小児では内視鏡検査の適応には嗄声以外の要素を考慮することの重要性が示唆されている。

　喉頭の観察には，経口的に間接喉頭鏡や硬性鏡を，経鼻的に軟性鏡（ファイバースコープ，電子内視鏡）を用いる[1]。2012 年の音声障害患者の取扱いに関するレビューでは，これらの検査法の特徴を比較している[3]。間接喉頭鏡は視野・機能評価の点で限界があり，半数程度の被検者は検査に耐えられないうえ，録画して患者へフィードバックすることが困難である。硬性鏡は 80 % 以上の被検者に施行可能で，画像情報が多く診断精度が高い。軟性鏡は画質は硬性鏡に劣るが被検者のストレスはより少なく，費用対効果が最も高いとされている。音声障害のない咽喉頭異常感例 52 名を対象とした検討[4]では，軟性鏡検査で 93 %，硬性鏡検査で 83 % に何らかの異常所見を認めたとされ，硬性鏡と比較して軟性鏡は，音声障害の少ない例でも喉頭所見に異常所見を検出する頻度が高かった。したがって，軟性鏡は喉頭疾患検出の感度は高いが特異度は低い可能性がある。内視鏡検査にはこれらの特徴があるが，米国のガイドラインでは，どの方法を用いるかは担当医の裁量によるとしている[1]。観察に際しては，連続光とストロボ光が用いられるが，ストロボ光では発声中の声帯の形態と機能ならびに声帯の柔軟性が評価でき[1]，とくに硬性鏡では診断精度が高いとされる[3]。

　内視鏡検査時の評価項目としては，音声障害のない 26 名と声帯疾患患者 133 名を対象とした，喉頭ストロボスコピーにおけるパラメータの信頼性に関する検討がある[5]。声門閉鎖と患側の粘膜波動の評価を組み合わせることで，声帯の器質的疾患検出の感度が 96.3%，特異度が 100% となったと報告されている。

【検索式】
　　PubMed:
　　　#1:（voice disorder OR dysphonia）AND endoscopy, Clinical Study Categories, Category: Diagnosis, Scope: Narrow
　　　#2:（voice disorder OR dysphonia）AND endoscopy, Systematic Reviews
　　　#3: #1 OR #2

【参考文献】
　　1) Schwartz SR, Cohen SM, Dailey SH, et al. Clinical practice guideline: hoarseness（dysphonia）. Otolaryngol Head Neck Surg. 2009; 141:S1-S31.（エビデンスレベルⅥ）

米国耳鼻咽喉科・頭頸部外科学会による臨床実践ガイドライン。喉頭の内視鏡検査は，音声障害の包括的な評価の一つであり，診断精度を上げる。悪性腫瘍の致命的な診断の遅れを懸念し，3カ月以上遷延する音声障害には内視鏡検査を行う必要がある。経口的に間接喉頭鏡や硬性鏡を用いるか，経鼻で軟性鏡を用いるが，間接喉頭鏡は被検者も辛いうえ，記録ができない。連続光とストロボ光を組み合わせるが，ストロボスコピーは発声中の声帯の形態と機能，声帯の柔軟性が評価できる。いずれの器具を用いるかは，医師の裁量に一任する。

2) Cohen JT, Oestreicher-Kedem Y, Fliss DM, et al. Glottal function index: a predictor of glottal disorders in children. Ann Otol Rhinol Laryngol .2007;116:81-4.（エビデンスレベルⅣb）
喉頭疾患54名，非喉頭疾患46名の計100名の喉頭内視鏡検査を行った小児（6〜12歳）につき，そのGFIと喉頭所見の比較検討を行った。GFIスコア3以上を異常として診断することで，感度70％で声帯疾患を診断でき，GFIは喉頭内視鏡検査を行うべき小児患者のスクリーニングの一助となる。

3) Chang JI, Bevans SE, Schwartz SR. Otolaryngology clinic of North America: evidence-based practice: management of hoarseness/dysphonia. Otolaryngol Clin North Am.2012;45:1109-26.（エビデンスレベルⅤ）
音声障害患者に対する種々の診断や治療行為のエビデンスに関するレビュー。音声障害患者の評価に際し，喉頭の視覚化は非常に重要である。間接喉頭鏡は喉頭の機能評価や喉頭全体の視覚化には不十分であり，半数は検査に耐えられない。硬性鏡は80％以上の患者に施行可能で，診断精度が高く，録画によりその場で患者にフィードバック可能である。軟性鏡は，声門下の評価も可能で声門や声門上の知覚の評価も行うことができ，最も費用対効果が高い。

4) Milstein CF, Charbel S, Hicks DM, et al. Prevalence of laryngeal irritation signs associated with reflux in asymptomatic volunteers: impact of endoscopic technique（rigid vs. flexiblelaryngoscope）. Laryngoscope. 2015;115:2256-61.（エビデンスレベルⅣb）
音声障害のない咽喉頭異常感例52名を対象として喉頭の軟性鏡ならびに硬性鏡検査を行い，胃食道逆流に認められるとされる炎症所見を中心に3名の専門家が検討した。軟性鏡検査の93％，硬性鏡検査の83％に何らかの異常所見を認めた。特に，披裂部（硬性鏡，76.3％；軟性鏡，53.2％），声門後部（硬性鏡；53.2％，軟性鏡；51.9％）の異常が頻回に認められた。咽頭後壁，披裂間粘膜，披裂部，喉頭室の消失，声帯の溝様変化，の項目では軟性鏡で異常と検出する頻度が硬性鏡に比べて有意に高かった（$p<0.01$）。

5) Uloza V, Vegiene A, Pribuisiene R, et al. Quantitative evaluation of video laryngostroboscopy: reliability of the basic parameters. J Voice.2013;27:361-8.（エビデンスレベルⅣb）
音声障害のない26名と声帯に器質的疾患のある患者133名につき，硬性鏡による喉頭ストロボスコピー画像解析時の各種パラメーターの妥当性を検討した。声門閉鎖と患側の粘膜波動を組み合わせることで，声帯器質的疾患の検出感度96.3％，特異度100％となった。一方，癌と良性疾患の鑑別には限界があった。

CQ4 喉頭ストロボスコピーは有用か？

推奨度 推奨する

喉頭ストロボスコピーは声帯粘膜波動の観察により，病変の性状や深達度を評価することができ，特に悪性腫瘍の診断や経過観察に有用である。一方，ストロボ光が声帯振動に同期できないなど，診断上の限界もある。

背 景

患者音声の基本周波数よりも遅れたタイミングで発光するストロボ光を用いることで，高速で振動する声帯の状態を見かけ上スローモーションとして観察する検査が喉頭ストロボスコピーである。この検査では声帯振動の対称性，振幅の大きさ，連続光では観察できない粘膜波動などの情報を得ることが可能である。様々な疾患，特に白板症や癌を含めた声帯硬化性病変の診断に使用されている。

解 説

Wooらは診断時の喉頭ストロボスコピーの有効性について検討した[1]。27.2％の例で診断に有用であり，7.7％の例では喉頭ファイバースコピーでの診断が喉頭ストロボスコピーにより覆った。Sataloffらが報告した経過観察における検討では，352例中，微小な喉頭癌再発，声帯粘膜出血，声帯麻痺，声帯瘢痕などの122例で喉頭ストロボスコピーが診断に有効であった[2]。これらの代表的な報告からもわかるように，音声障害患者の診療に喉頭ストロボスコピーは有用である。

Coldenらは病変深達度の診断能力につき検討した[3]。病変が声帯靱帯，声帯筋へ浸潤していた群では70％の例で粘膜波動が消失していた。このことは，声帯靱帯や声帯筋に浸潤していても粘膜波動が観察される例が30％存在したことを意味しており，癌診断における喉頭ストロボスコピーの有用性と限界性が示された。

Ulozaらは音声障害のない群と声帯疾患群に対して，喉頭ストロボスコピーの診断における感度と特異度について検討した[4]。その結果，特異度は検討した全てのパラメータで100％であり，患側粘膜波動の感度が高かった。喉頭癌群と他の声帯病変群を比較したところ，T1，T2喉頭癌群ではストロボスコピーで粘膜波動が低下あるい

は欠如する率が高かった。

　El-Demerdash らは声帯白板症の病理組織診断結果との関係を検討した[5]。Severe dysplasia または Invasive carcinoma 症例の 95％は，粘膜波動が低下あるいは欠如していた。Focht らは喉頭癌患者の治療後経過観察における有用性についてシステマティック・レビューを行い，喉頭ストロボスコピーは治療法の違いに関係なく喉頭癌の治療前後の経過観察，再発診断に有用であったと報告した[6]。

　Dailey ら[7]は声帯良性疾患を対象に喉頭ストロボスコピーと直達喉頭鏡検査の優位性について比較検討した。9％の例では，喉頭ストロボスコピーでは診断できなかった病変が直達喉頭鏡検査により確認された。Akbulut らも同様の検討を行い，29.1％の例でストロボスコピーでの診断が不可能であったと報告している[8]。これらの報告から，喉頭ストロボスコピーで診断できない声帯の器質的疾患が，9〜29％存在することが示唆された。

【検索式】

PubMed：
#1：Stroboscopy, Clinical Study Categories, Category: Diagnosis, Scope: Narrow
#2：Stroboscopy, Systematic Reviews
#3：#1 OR #2
＊は検索式以外の文献

【参考文献】

*1) Woo P, Colton R, Casper J, et al. Diagnostic Value of Stroboscopic Examination in Hoarse Patients. Journal of Voice. 1991;5:231-8.（エビデンスレベルⅣb）
146 症例に対して施行した 195 回の喉頭ストロボスコピーについて検討した。声帯嚢胞，声帯溝症，声帯瘢痕など 27.2％の例で診断に有用であり，15 例では喉頭ファイバースコピーでの診断が喉頭ストロボスコピーにより覆った。

*2) Sataloff RT, Spiegel JR, Hawkshaw MJ. Strobovideolaryngoscopy: results and clinical value. Ann Otol Rhinol Laryngol. 1991;100:725-7.（エビデンスレベルⅣb）
352 例の患者を対象に経過観察時の有用性について検討した。その結果，微小な喉頭癌再発，声帯粘膜出血，喉頭麻痺，声帯瘢痕などを含む 122 例で，喉頭ストロボスコピーが有効であった。

*3) Colden D, Zeitels SM, Hillman R, et al. Stroboscopic assessment of vocal fold keratosis and glottic cancer. Ann Otol Rhinol Laryngol. 2001;110:293-8.（エビデンスレベルⅣb）
喉頭ストロボスコピー後に手術を施行した声帯角化病変から浸潤癌までの 52 例，62 病変につき，病変深達度を粘膜上皮，粘膜固有層浅層，声帯靭帯，声帯筋の 4 群に分けて，喉頭ストロボスコピー所見との比較検討を行った。深達度が粘膜上皮，粘膜固有層浅層の群では 82.4％の症例で粘膜波動が観察されたが，声帯靭帯，声帯筋へ浸潤していた群では 70％の例で粘膜波動が消失していた。

4) Uloza V, Vegienė A, Pribuišienė R, et al. Quantitative evaluation of videolaryngostroboscopy: reliability of the basic parameters. J Voice. 2013;27:361-8.（エビデンスレベルⅣb）

音声障害のない26名と133名の声帯疾患症例に対して、診断における喉頭ストロボスコピーの感度と特異度について検討した。その結果、特異度は検討した全てのパラメータで100％であり、感度はパラメータにより84.1〜95.1％と差があり、患側粘膜波動の感度が高かった。T1, T2喉頭癌群34例と他の声帯占拠性病変90例を比較したところ、感度はパラメータにより55.9〜91.2％、特異度は51.1〜60％であり、感度で91.2％と高率を示したのは患側粘膜波動であった。すなわちT1-T2喉頭癌群では、ストロボスコピーで粘膜波動が低下・欠如する確率が高かった。

5) El-Demerdash A, Fawaz SA, Sabri SM, et al. Sensitivity and specificity of stroboscopy in preoperative differentiation of dysplasia from early invasive glottic carcinoma. Eur Arch Otorhinolaryngol. 2015; 272:1189-93. (エビデンスレベルⅣb)
46例、60病変の声帯白板症の病理組織診断結果をKeratosis, Mild dysplasia, Severe dysplasia, Invasive carcinomaと分類し、喉頭ストロボスコピー結果との関係を検討した。その結果、Severe dysplasiaまたはInvasive carcinoma症例の95％は、粘膜波動が低下あるいは欠如していた。

6) Focht KL, Martin-Harris B, Bonilha HS. Stroboscopic Parameters Reported as Voice Outcome Measures in Patients Treated for Laryngeal Cancer: A Systematic Review. J Med Speech Lang Pathol. 2013;21:pii:5. (エビデンスレベルⅠ)
喉頭癌患者の治療後経過観察におけるストロボスコピーの有用性についてシステマティック・レビューを行った。520件の文献から基準に合った11文献を検討した結果、喉頭ストロボスコピーは治療法の違いに関係なく喉頭癌の治療前後の経過観察、再発診断に有用であったと報告した。

*7) Dailey SH, Spanou K, Zeitels SM. The evaluation of benign glottic lesions: Rigid telescopic stroboscopy versus suspension microlaryngoscopy. J Voice. 2007;21:112-8. (エビデンスレベルⅢ)
喉頭ストロボスコピーを施行後に顕微鏡下直達喉頭鏡検査を施行した声帯良性疾患患者100症例を対象にして、両検査の診断優位性について検討した。直達喉頭鏡検査により、9例（9％）で喉頭ストロボスコピーではわからなかった16病変が確認された。

*8) Akbulut S, Altintas H, Oguz H. Videolaryngostroboscopy versus microlaryngoscopy for the diagnosis of benign vocal cord lesions: a prospective clinical study. Eur Arch Otorhinolaryngol. 2015; 272:131-6. (エビデンスレベルⅣb)
声帯良性疾患患者85症例を対象に、喉頭ストロボスコピーと顕微鏡下直達喉頭鏡検査の診断優位性について検討した。喉頭ストロボスコピーで確認されたのは141病変であったが、直達喉頭鏡検査では199病変が確認された。すなわち、58病変（29.1％）はストロボスコピーで診断が不可能であった。特に声帯溝症の診断では、喉頭ストロボスコピーよりも直達喉頭鏡検査が優れていた。

CQ5 音響分析は有用か？

推奨度：推奨する

音響分析は音声障害の定量的評価，特に治療効果の評価に有用であり推奨される。音声分析の結果は使用するソフトウェア，音声録音の環境などに影響されることに留意し，各パラメータの持つ意味を理解して適用することが推奨される。

背景

音声障害の定量的評価を目的に音響分析が行われ始めたのは1970年代にさかのぼるが，1990年代以降はパーソナルコンピュータや音声信号処理技術の進化により，高度な分析が容易に行えるようになった。しかしそれに伴って，音響分析の課題も徐々に見えるようになってきた（p34；第4章7参照）。

解説

音響分析の特徴は，被検者や検査者の主観によることなく客観的なデータが得られることである。そのため，音声障害の程度の評価，特に治療前後での音声の定量的評価によく用いられており，その有用性が認められている[1-3]。

音声障害の程度を表す指標として，周期変動指数（PPQ）や振幅変動指数（APQ），あるいは音声の調波成分と雑音成分のエネルギー比（HNR）や規格化雑音エネルギー（NNE）などがよく用いられている。しかし，これらのパラメータ個々の優位性についてはいろいろな報告が見られ，評価は定まっていない[3-5]。それぞれのパラメータの持つ意味を理解して臨床応用することが推奨される。

これらの指標を求めるには，まず音声波形の各周期を正確に抽出する必要がある。現在音響分析で一般的に使用されているソフトウェアとしては，コンピュータスピーチラボ（CSL）に搭載されているMDVPや，オープンソースのフリーソフトウェアであるPraatが代表的なものである。これらのソフトウェアではピッチ抽出のアルゴリズムが異なるので，特に基本周波数や振幅のゆらぎを求める際に測定値が異なる可能性がある。また，これらの指標は音声を録音するマイクロホンや環境雑音，コンピュータの性能やサンプリングレートなどにも影響されうる。したがって，異なるシ

ステムで得られた音響分析データを単純に比較することはできない[6]。

一方，ケプストラム分析法は複雑なピッチ同期分析を行う必要がない。また，欧米で汎用されている音響分析ソフトにこの分析法が組み込まれていることもあり，最近この方法を用いた音響分析の報告が増加している。さらに，ケプストラム分析は上述の基本周波数や振幅のゆらぎを見る方法より嗄声の程度をよりよく反映するという報告も出ており[7-9]，会話音声にも適用できるため，上述のPPQやAPQ同様に今後の使用が推奨される。

また，音響分析の各々のパラメータの特徴を生かして，複数のパラメータを組み合わせて評価することで信頼性が高まるとの報告もあり，音響分析の今後の方向性を示している[10]。

音響分析は音声障害の定量的評価，特に治療効果の判定方法として，実際の臨床で一般的に使用され一定の評価は得られている。しかし，正常音声と病的音声の区別や各疾患の鑑別などに関しては，まだその信頼性や適応条件などエビデンスの高い報告が少なく，今後の研究が待たれる。

【検索式】

Pubmed:
（acoustic analysis）AND （voice disorder OR hoarseness）
English and abstract and 10 years and humans
＊は検索に含まれない文献を示す。

【参考文献】

1) Petrovic-Lazic M, Jovanovic N, Kulic M, et al. Acoustic and perceptual characteristics of the voice in patients with vocal polyps after surgery and voice therapy. J Voice. 2015;29:241-6.（エビデンスレベルV）
音声外科手術または音声治療を行った声帯ポリープ患者で，治療前後の音声について聴覚心理的検査と音響分析を行った。すべてのパラメータで，治療前に比べて治療後では改善したが，特にjitter percent, shimmer percent, vF0, VTI, NHRで有意差があった。また，聴覚心理的検査とも相関が見られた。

2) Burduk PK, Wierzchowska M, Orzechowska M, et al. Assessment of voice quality after carbon dioxide laser and microdebrider surgery for Reinke edema. J Voice.2015;29:256-9.（エビデンスレベルIII）
ラインケ浮腫の患者に対して，CO_2レーザーで治療した群とマイクロデブリッダーで治療した群の術後の音声を，GRBASとMDVPによる音響分析および最長発声持続時間を用いて比較した。いずれの群も術後の音声は改善していたが，音響分析の結果からはマイクロデブリッダー群の方が音声の改善は優れていた。

*3) 真田 友明．病的音声の音響分析による研究．耳鼻咽喉科臨床．1990;83:471-86.（エビデンスレベルIVb）

声帯ポリープ，反回神経麻痺，声門癌の3疾患についてPPQ, APQ, NNEなどの音響分析を行った。その結果，いずれのパラメータでも3疾患の鑑別には役立たなかった。これらのパラメータは声帯ポリープで病変の大きさと有意な相関がみられた。また，治療の効果判定にはNNEが最も鋭敏な指標であった。

4) Bhuta T, Patrick L, Garnett JD. Perceptual Evaluation of Voice Quality and its Correlation with Acoustic Measurements. J Voice.2004;18:299-304.（エビデンスレベルⅣb）
GRBASとMDVPのパラメータとの相関を音声障害患者で調べた。その結果GRBASと有意の相関が認められたのは，喉頭雑音に関連するパラメータであり，基本周期や振幅のゆらぎに関連したパラメータとの有意な相関は見られなかった。

5) Verma P, Pal M, Raj A. Objective acoustic analysis of voice improvement after phonosurgery. Indian J Otolaryngol Head Neck Surg. 2010;62:131-7.（エビデンスレベルⅤ）
100名の音声障害患者で音声外科手術の前後の音声を聴覚心理的検査および音響分析などを用いて前向きに検討した。音響分析は嗄声の程度や病変の状態を把握するのに有用であったが，術前後の音声の変化の評価には喉頭雑音に関連したNHRよりも，声帯振動の非規則性を反映するjitterやshimmerの方が有用であった。

6) Maryn Y, Corthals P, De Bodt M, et al. Perturbation measures of voice: a comparative study between Multi-Dimensional Voice Program and Praat. Folia Phoniatr Logop. 2009;61:217-26.（エビデンスレベルⅢ）
50名の音声障害患者の音声を用いて，MDVPとPraatの2つのシステムで同じ基本周波数や振幅のゆらぎの指標を求め，どのような差が出るかを調べた。その結果，この2つのプログラムで少なからぬ値の差が認められた。この差はピッチ抽出のアルゴリズムの差だけでなく，使用するマイクロホン，コンピュータの性能に起因するものと考えられた。

7) Heman-Ackah YD, Michael DD, Goding GS Jr. The relationship between cepstral peak prominence and selected parameters of dysphonia. J Voice.2002;16:20-7.（エビデンスレベルⅣb）
281名の音声障害患者の音声を聴覚心理的に評価したものを基準とし，APQ，PPQ，jitter%，NHR（持続母音）およびCPP（持続母音および会話音声）による分析を行い，聴覚心理的評価と比較した。その結果，音声障害の診断には会話音声でのCPPが最も信頼性が高いことが分かった。

8) Heman-Ackah YD, Sataloff RT, Laureyns G, et al. Quantifying the cepstral peak prominence, a measure of dysphonia. J Voice.2014;28:783-8.（エビデンスレベルⅣb）
835名の音声障害患者と音声障害のない50名の健常者の会話音声を聴覚心理的に評価したものを基準とし，CPPS（smoothed CPP；CPP算出アルゴリズムの一種）の値で，正常音声と病的音声を区別できるか検討した。カットオフ値を適切に決めることによって，感度92.4％，特異度79％，陽性的中率82.5％，陰性的中率90.8％という値が得られ，CPPSは音声障害診断の指標として有用なことが示された。

9) Maryn Y, Roy N, De Bodt M, et al. Acoustic measurement of overall voice quality: a meta-analysis. J Acoust Soc Am.2009; 126:2619-34.（エビデンスレベルⅠ）
音声の聴覚心理的評価と音響分析の結果との関係について調べたメタアナリシス。評価基準に最もよく当てはまったものはCPPSであり，ケプストラム分析によるパラメータは音声障害の評価に有用であることが示された。周期ごとの解析を必要とするパラメータ（jitter，shimmerなど）は低い評価であった。

10) Peterson EA, Roy N, Awan SN, et al. Toward Validation of the Cepstral Spectral Index of Dysphonia (CSID) as an Objective Treatment Outcomes Measure. J Voice.2013;27:401-10.（エビデンスレベルⅤ）

種々の音声障害 112 例を対象に，治療前後の持続母音発声と会話での音声サンプルでケプストラムとスペクトル分析を組み合わせた音声障害評価の指標（CSID）の有用性を調べた．その結果 CSID で評価された音声障害の程度と聴覚心理的な評価とは密接に関連しており，音声障害の程度や治療効果の客観的な測定法として有用であることが示された．

CQ6 空気力学的検査は有用か？

推奨度 推奨する

音声障害患者の発声動態を評価でき，治療効果判定にも有用である。また，発声効率の評価，発声時の呼気や喉頭調節などの評価も可能であり，音声障害の病態を把握するうえで，実施することが推奨される。

背景

声の産生には，①呼気調節，②喉頭調節，③共鳴腔の調節，の3要素が正常に機能している必要がある。空気力学的検査は，呼気流から音声へのエネルギーの変換効率を調べることで，声が出にくい，声を出すと疲れるなどの発声障害を評価する検査法である。発声機能検査装置を用いて発声時の空気力学的動態を数値化する検査であり，声の大きさ，高さ，平均呼気流率を同時測定できる。呼気を声へ変換する効率を声の能率として自動計算する機器や，気流阻止法による発声時呼気圧を同時測定する機器が市販されている。気流阻止法では気道抵抗値や発声効率を評価することも可能である。

解説

発声機能検査法は，日本音声言語医学会の発声機能検査法検討委員会により，検査の項目と手順のガイドラインが1982年に示された。この中において空気力学的検査法は，「声の強さの測定，高さの測定，発声時呼気流の測定，発声持続時間の測定の組み合わせ，おのおのまたは同時に測定するもの」と定義されている[1]。ここでは，最も一般的に行われている発声持続時間以外の空気力学的検査について解説する。

発声機能検査における男女差や年齢差については，いくつかの報告がある。Makiyamaらは若年から老年までの音声障害のない286名を対象に，気流阻止法による性別年代別の正常域を検討し[2]，老年群では呼気圧や気道抵抗値が有意に低下したと述べている。Zraickらは157名に対して同様の研究を行った[3]。各種のパラメータについて検討し，男女差があるパラメータ，あるいは年齢群で差があるパラメータについ

て明らかにした。

　音声障害疾患を対象とした研究も行われている。島崎らは音声障害のない37名，各種音声障害疾患145例について気流阻止法による発声機能検査値を検討した[4]。ポリープ様声帯群や片側声帯麻痺群では検査値に疾患別特徴を認めたが，いずれのパラメータも個人差が大きかった。岩田らは声帯ポリープ患者，声帯麻痺患者，声門癌患者の合計894例に加えて，音声障害のない178名を対象にして同様の検討を行った[5]。66例では声門上下圧も同時測定した。複数のパラメータを総合的に評価することで，声帯振動に関わる病態を把握することが可能であった。また，彼らは治療前後で検査を施行した症例についても検討し，治療効果評価に有用であること示した。野崎ら[6]はポリープ様声帯，声帯ポリープ，声帯結節例を対象にして手術前後の値を比較検討した。一部の症例を除き手術により呼気流率が改善した。

　発声機能検査装置で検査した声の能率や，空気力学的エネルギーが音響エネルギーに変換される際の発声効率についても検討されている。北嶋は音圧および声の高さ負荷発声を行い，空力学的検査値が声帯物性を示す指標として有用であることを示した[7]。気流阻止法を用いた発声機能検査では，声門抵抗を反映する気道抵抗値を算出できる。Makiyamaらは，音声障害のない群や疾患群を対象に音圧負荷時の呼気圧や気道抵抗値の変化を検討し，喉頭調節能力の有無や声門抵抗の高低に対応した呼気調節が行われることを報告した[8]。これらの研究から，空気力学的検査は発声効率や発声調節機構の評価に有効であることが示された。しかしながら，性別や年齢で正常域が異なるので被検者間での比較には注意が必要である。

【検索式】

PubMed:
((Assessment of phonatory function) AND ("2000"[Date - Publication] : "2015"[Date - Publication])) AND English [Language]
医中誌：発声機能検査，原著論文
＊検索式以外の文献

【参考文献】

*1) 平野　実，齋藤成司，澤島政行，他．発声機能ガイドラインについて．音声言語医学．1982; 23: 164-7.
2) Makiyama K, Yoshihashi H, Park R, et al. Assessment of phonatory function by the airway interruption method: age-related changes. Otolaryngol Head Neck Surg. 2006; 134: 407-12. (エビデンスレベルⅣb)
音声障害のない20～79歳の男性142名，女性144名に対して施行した気流阻止法による検査値について，性別年齢群別に検討した。女性では50歳以上の群で基本周波数が，70歳以上の群では呼気圧が低下した。また男女ともに70歳以上の群では声門抵抗を反映す

る気道抵抗値が低下した。
 3) Zraick RI, Smith-Olinde L, Shotts LL. Adult normative data for the KayPENTAX Phonatory Aerodynamic System Model 6600. J Voice. 2012; 26:164-76.（エビデンスレベルⅣb）

　　　米国内で発売されている気流阻止シャッターが付属した発声機能検査装置で検査した音声障害のない男性68名，女性89名の検査値を報告した。41のパラメータを設定し，39歳以下，40～59歳，60歳以上の年齢群と男女別値を示して年齢群差について検討した。最大呼気流率，呼気流量，声の高さ，音圧変動幅，発声効率などでは男女差があり，最大呼気流率，音圧値，最大最少音圧幅，声の高さ，発声効率などのパラメータでは年齢群で差があった。

 4) 島崎奈保子，牧山　清．気流阻止法による発声機能検査の臨床的検討．耳鼻臨床．1995; 補78: 39-52.（エビデンスレベルⅣb）

　　　音声障害のない37名，声帯ポリープ71名，声帯結節22名，ポリープ様声帯24名，片側声帯麻痺28名について気流阻止法による発声機能検査を検討した。ポリープ様声帯群では基本周波数が低下し，片側声帯麻痺群では呼気流率や発声時呼気パワーが高値を示すなどの疾患別特徴はあったが，各パラメータ値には個人差が大きいと考察した。

 5) 岩田　義弘，岩田　重信，高須　昭彦，他．音声音響検査の臨床的意義，空気力学的検査　各パラメーターの臨床評価．音声言語医学．1999; 40: 249-59.（エビデンスレベルⅣb）

　　　音声障害のない178名，声帯ポリープ患者544名，声帯麻痺患者145名，声門癌患者205名の基本周波数，音圧，呼気流率について検討した。その中の66例では声門上下圧も同時測定した。その結果，単一のパラメータのみでは空気力学的な動態を評価することができないが，複数のパラメータを総合的に評価することで声帯振動に関わる病態を把握することができると述べている。また，彼らは治療前後の検査値についても検討し，治療効果評価にも有用であった。

 6) 野崎智嗣，溝尻源太郎，柴裕子．ポリープ様声帯，声帯ポリープ，声帯結節に対する手術の効果－術前後の音声機能の比較による研究．音声言語医学．2001;42:24-32.（エビデンスレベルⅣb）

　　　ポリープ様声帯43名，声帯ポリープ49名，声帯結節16名を対象にして手術前後の値を比較検討した。疾患群の間では差を認めなかったが，一部の症例を除き手術により呼気流率が改善したと報告した。

*7) 北嶋和智．音声検査におけるAC/DC％の臨床的意義．耳鼻臨．1993; 補66: 1-12.（エビデンスレベルⅣb）

　　　8名の音声障害のない被検者に音圧および声の高さの負荷発声を行い，AC/DC％値が声帯stiffnessを反映するパラメータであることを示した。また，各種喉頭疾患361例と音声障害のない59名のAC/DC％値についても検討し，音声障害疾患例に対しても有用な指標であることを示した。

 8) Makiyama K, Yoshihashi H, Mogitate M, et al. The role of adjustment of expiratory effort in the control of vocal intensity: Clinical assessment of phonatory function. Otolaryngology-Head and Neck Surgery. 2005; 132: 641-6.（エビデンスレベルⅣb）

　　　音声障害のない10名，ポリープ様声帯群10名，片側声帯麻痺群10名に対して音圧負荷時の呼気圧や気道抵抗値の変化を検討した。声門抵抗が高いモデルであるポリープ様声帯群では他群より気道抵抗値が高く，音圧負荷時により大きな呼気パワーを必要とした。声門抵抗が低く喉頭調節能力の低下したモデルである片側声帯麻痺群では声門抵抗が小さく，音圧負荷時の喉頭調節能力も低かった。主に呼気調節で音圧増加を行っていた。

CQ7 筋緊張性発声障害に対する薬物療法の位置づけは？

　筋緊張性発声障害（muscle tension dysphonia：MTD）の治療の中心は音声治療であり，薬物療法は補助的なものである。ただし，MTD のうち，胃酸の咽喉頭への逆流による咽喉頭違和感や防御反応が原因となっているものに対しては，PPI が有効である[1,2]。

背景

　MTD の治療の中心は音声治療であるが，MTD の中には，胃酸の逆流や後鼻漏による咽喉頭違和感や防御反応が原因となっているものがあり，その場合には，原因となっている病態に対する治療が有効と考えられる。特に，胃酸の咽喉頭への逆流に対しては，胃酸の産生を抑える効果の高い PPI が有効と考えられ，PPI が有効であった MTD の症例が複数報告されている。

解説

　MTD は，主に発声時に内外喉頭筋の過度な緊張により発声障害を来す病態である。1983 年に Morrison[*1] によって提唱された疾患概念である。Koufman[*2] は，発声時の喉頭所見により MTD を以下の 4 つのタイプに分類している。

　Type 1：声門後部の間隙
　Type 2：両仮声帯の接近
　Type 3：声門上部構造の前後方向の接近
　Type 4：声門上部構造の前後方向の閉鎖

　さらに，MTD はその原因によっても，器質的な背景のない一次性，および麻痺や隆起性病変等の器質的な問題により声帯閉鎖が制限されて引き起こされる二次性に分類した。

　一次性においても，過度の発声や不適切な発声の習慣化といった，いわゆる狭義の機能性発声障害に属する場合，心理的な背景が関与する場合，胃酸の逆流や後鼻漏等による咽喉頭違和感や防御反応が原因となる場合などがある。したがって，MTD の治療は，その背景や原因によって適切に選択されなければならないが，いずれの場合

も，適切な発声法の獲得という目的から，音声治療が中心となる．そこに，背景や原因に応じて他の治療法（心理療法，薬物療法 [3-6] 等）が併用されるが，特に胃酸の逆流による咽喉頭違和感や防御反応がその原因となっているものに対しては，PPIの使用が奨励される [3,4]．また，逆流がその原因として疑われる例に対しても，診断的治療として PPI を投与することは許容されるであろう．

【検索式】

PubMed:
（muscle tension dysphonia）AND treatment
＊は検索式外の文献

【参考文献】

＊1) Morrison MD, Rammage LA, Belisle GM, et al. Muscular tension dysphonia. J Otolaryngol. 1983; 12: 302-6.
   筋緊張性発声障害（MTD）は発声時の喉頭周囲および舌骨上の筋群の過緊張，声門後部間隙，喉頭挙上を特徴とする病態で，しばしば声帯粘膜の器質的変化を伴う．これらの粘膜の変化としては厚みのある声帯結節性病変が多い．MTDは若年ないし中年の女性に多い．
   声帯結節の8%の患者ではMTDを認めないが，MTDを認める例と認めない例では治療的アプローチを変える必要がある．

＊2) Koufman JA, Blalock PD. Functional voice disorders. Otolaryngol Clin Northe Am. 1991; 24:1059-73.
   機能性発声障害は比較的一般的であるが，その病態から6つのタイプに分類される．治療は音声治療が69%の例に有効であったが，喫煙継続例，音声治療の受け入れが不良であった例，および中途終了例では治療効果が不良であった．

3) Van Houtte E, Van Lierde K, Claeys S. Pathophysiology and treatment of muscle tension dysphonia: a review of the current knowledge. J Voice. 2011;25:202-7.（エビデンスレベルⅤ）
   Medlineを用いた文献検索をもとに，MTDの原因を①心理的あるいは性格的背景，②不適切な発声あるいは声の濫用，③他の疾患に対する補償的な反応，の3つに大別した．治療法としては，間接訓練（声の衛生指導），直接訓練（音声訓練，circumlaryngeal manual therapy：CMT），薬物療法（特に胃食道逆流症関与の症例へのPPIの使用），二次的に生成された病変に対する手術的治療，の4群に大別した．原因を把握した上での適切な治療法を選択しなければならない．

4) Mesuda Y, Oridate N, Nishizawa N, et al. Three cases of muscle tension dysphonia improved using proton pump inhibitors. Nihon Jibiinkoka Gakkai Kaiho. 2007;110:416-9.（エビデンスレベルⅤ）
   PPIの投与が功を奏したMTDの患者3例を報告している．3例とも女性で，それぞれMTD type I, II, III であった．これらの症例から，MTDの原因として，不適切な発声や心理的な背景の他に，胃酸の逆流によるものも考えなくてはならない．

5) Bhalla RK, Wallis J, Kaushik V, et al. How we do it: adjunctive intravenous midazolam: diagnosis and treatment of therapy-resistant muscle tension dysphonia. Clin Otolaryngol.

2005;30:367-9.（エビデンスレベルⅢ）
音声治療に抵抗性のMTDの7人の症例に対して，自己モニタリング・自己認識を促進し，固定化された発声パターンを変える目的にてミダゾラムを経静脈的に投与した。7人のうち6人が1カ月以内に正常音声となった。心理的な背景が原因と考えられるMTDの症例には有効な手法と考えられる。

6) Dworkin JP, Meleca RJ, Simpson ML, et al. Use of topical lidocaine in the treatment of muscle tension dysphonia. J Voice. 2000;14:567-74.（エビデンスレベルⅢ）
音声治療に抵抗性を示したMTDの患者3症例に対して，経皮的に輪状甲状間隙からリドカインを喉頭内に注入したところ，過緊張発声が解除され，その効果は持続的であった。一次的な喉頭の麻酔が，正常発声を誘導し，そのことにより，異常な発声の習慣が解除され，持続的な効果を示したと考えられる。

CQ8 心因性発声障害に対する治療にはどのようなものがあるか？

心因性発声障害に対しては，精神療法，あるいは精神療法と音声治療の併用が有効であるという報告がある．薬物療法は，精神科的に個々の病態に対して使われることがあるほか，診断的な意味合いを持つこともある．

背 景

第2章「発声障害の定義と分類」にて示されているように，米国精神医学会診断分類DSM-5においては転換性疾患に分類される精神疾患であり，感情・情緒面の障害が発声障害という形で身体化したものである[1-3]．しかし，他の発声障害との鑑別が困難な場合が多く，その診断は困難である場合が多い[1,4]．したがって，音声治療や薬物療法に抵抗性のある症例に対してはその可能性を疑う必要がある．また，その確定診断には精神医学的検査が必要であり[1]，耳鼻咽喉科医・言語聴覚士のみでは困難な場合が多い．

解 説

心因性発声障害に対しては，精神療法単独，あるいは，精神療法と音声治療の併用が推奨される[1,2]．しかし，心因性発声障害の診断例でも，他の音声疾患例えば痙攣性発声障害等との併発の例もあり，その場合，併発している他の音声疾患の治療を並行して行う姿勢が必要である．

音声治療は精神療法との併用により治療効果を期待できる[1-2,5]．したがって，心因性発声障害の治療にあたっては，精神科医あるいは心療内科医との緊密な連携が望まれる[5]．また，音声治療を進める過程において，治療抵抗性や効果によって心因性発声障害を疑うに至るケースもあり，音声治療は治療と診断の両面から有用である．

薬物療法は，精神科的に個々の病態に対して使われるほか，診断的な意味合いを持つことがある．心因性発声障害は他の発声障害との鑑別が困難な場合が多く，例えば，初めは急性喉頭炎等の疑いにて抗菌薬を投与され，その治療抵抗性により心因性発声障害を疑うに至るケースが多く報告されている[1,4]．

前述のごとく，その確定診断には精神医学的検査が必要であり[1]，耳鼻咽喉科医・言語聴覚士のみでは困難な場合が多いが，心因性発声障害を疑う上で重要なのは問診である[2-4]。すなわち，発症が急激であった，その発症に伴う心理的なエピソードがあった，現病歴において一時的に寛解があった等は，心因性発声障害を疑う情報である[3]。

【検索式】

PubMed:
((psychogenic) AND voice) AND treatment
＊は検索式以外の文献

【参考文献】

1) Reiter R, Rommel D, Brosch S. Long term outcome of psychogenic voice disorders. Auris Nasus Larynx. 2013;40:470-5. (エビデンスレベルⅣa)
40例の心因性発声障害の患者の治療法とその効果に関して，治療開始時と開始後（平均約16カ月後）との各種所見を比較し検討した。その診断には心理学的検査が必要であり，診断前に患者達は不適切な薬物療法や音声訓練を受けていた。診断後の治療成果としては，70％の患者で改善あるいは治癒が得られた。全ての患者で，心理療法，あるいは心理療法と音声治療の併用が推奨されたが，実際に訓練を続けたのは37.5％のみであった。音声治療のみの群の有効率は12.6％と，心理療法を併用した群に比べて低かった。

2) Andersson K, Schalén L. Etiology and treatment of psychogenic voice disorder: results of a follow-up study of thirty patients.J Voice. 1998 Mar;12（1）:96-106. (エビデンスレベルⅤ)
心因性発声障害の発症の疫学的要因と，長期的な治療成績を調べるべく，30人の心因性発声障害の患者の解析を行なった。発症の要因としては，家族関係や仕事における人間関係の軋轢が最も重要な要因であった。音声治療と心理療法の併用が効果的であり，改善をみた患者の88％においては，長期的にみても再び増悪することはなかった。

3) Martins RH, Tavares EL, Ranalli PF, et al. Psychogenic dysphonia: diversity of clinical and vocal manifestations in a case series. Braz J Otorhinolaryngol. 2014 Nov-Dec;80(6):497-502. (エビデンスレベルⅤ)
心因性発声障害という疾患の特徴を導き出すべく，28人の心因性発声障害患者の現病歴・症状・音声所見等の臨床的データを解析した。性別では女性が26人と多かった。16例では急激な発症を示し，徐々に症状が増悪した患者より多かった。15例において一時的な症状の寛解をみた。16例において失声症の症状を呈した。

4) Schalén L, Andersson K, Eliasson I. Diagnosis of psychogenic dysphonia. Acta Otolaryngol Suppl. 1992;492:110-2. (エビデンスレベルⅣb)
40人の心因性発声障害の患者の音声所見や病歴等を，マッチングした40人の急性喉頭炎の患者のそれと比較検討した。両グループの音声所見は似通っており，音声所見のみでの診断が困難であることを示唆した。実際，心因性発声障害の患者の10％のみに急性喉頭炎の合併・既往が見られたが，40％の患者において急性喉頭炎を想定した抗生剤の投与が行われていた。心因性発声障害の診断には問診情報の注意深い解析が必要である。

5）鈴木二郎．心因性発声障害の臨床精神医学的研究．日本外来精神医療学誌．2014;14:45-55.
（エビデンスレベル V）
精神科医が言語聴覚士との連携のもとに 36 名という多数の心因性発声障害例を診た結果を論じ，さらに，なぜ 1910 年以前に精神科領域で心因性発声障害の記載がなかったか，という点について社会精神医学的立場からの考察を加えている。

CQ9 音声障害に副腎皮質ステロイドの使用は推奨されるか？

[吸入ステロイド]
アレルギー，自己免疫疾患，声門下喉頭炎といった限られた疾患による音声障害を除き，その副作用を凌駕する有効性のエビデンスはない。

[内服]
アレルギー，自己免疫疾患，声門下喉頭炎といった限られた疾患による音声障害を除き，その副作用を凌駕する有効性のエビデンスはない。

[声帯内注射]
声帯良性疾患に対しては，メタアナリシスで有効性が報告されているが，今後の検討が必要である。

背景

喉頭病変に対する消炎効果に期待して，耳鼻咽喉科の日常臨床の現場では，音声障害患者に対して副腎皮質ステロイド（以下，ステロイド）の全身投与，吸入投与あるいは局所注射がしばしば行われている現状にある。

解説

喉頭の消炎・音声障害治療目的でのステロイドの声帯への局所投与に関しては，麻酔科領域からの報告がある。気管挿管の副作用としての嗄声を防止する目的でチューブに塗布したステロイド（ベタメタゾン）ゼリー[1]，あるいは挿管直前のステロイド吸入（フルチカゾン）[2]が有効であるとの報告がある。これらの検討は，いずれも術後1時間ならびに24時間後にもコントロール群と比較して有意に嗄声の予防効果があると報告されている。しかしながら，吸入ステロイドを用いた音声障害の治療効果・安全性に関してはエビデンスがなく，習慣的・経験的に投与されているに過ぎない。気管支喘息の吸入ステロイド（ベクロメタゾン）を2年間にわたって長期吸入すると，34名中14名に副作用として音声障害を発症したという報告もあり[3]，注意が

必要である。

　2009 年の米国耳鼻咽喉科・頭頸部外科学会による Clinical practice guideline：Hoarseness（Dysphonia）[4]，あるいは 2012 年の音声障害患者に対する種々の診断や治療行為のエビデンスに関するレビュー[5] では，それぞれ 22 編，13 編の論文を引用し，音声障害患者に対するステロイドの使用に言及している。いずれにおいても，ステロイドは音声障害患者に対して日常的に使用されているが，その効果に関するエビデンスはない，としている。米国のガイドラインでは，その短期的・長期的いずれにも起こりうる副作用を考慮し，急性・慢性の嗄声・喉頭炎に対する全身的あるいは吸入ステロイド投与は避けるべきで非推奨としている。ただし，いずれの論文においても，小児の声門下喉頭炎，アレルギー性喉頭炎，ある種の自己免疫疾患に関連した音声障害に対しては有効性が報告されており，使用を考慮するとしている。米国のガイドラインでは，気道狭窄を来すような喉頭炎に伴う音声障害に対しても，消炎と浮腫の軽減に期待してステロイドの使用を考慮すべきとし，さらに音声の使用に職業性のある患者の急性炎症に対しては，期待できる有効性とその副作用を比較し，バランスを考慮して使用の判断をすべきとしている。これに対し，エビデンスのレビューでは，気道狭窄を来す喉頭炎ならびに音声に職業性のある患者の急性喉頭炎のいずれに関しても，ステロイドの有効性を示唆するエビデンスは乏しいと位置づけている。

　声帯内注射に関しては，声帯ポリープ，声帯囊胞，声帯結節，ポリープ様声帯，声帯瘢痕といった良性疾患の合計 321 例の症例集積研究 6 編に関するメタアナリシスが報告されている[6]。解析の結果，治療前に比較し，治療後に MPT と VHI が有意に改善を認めた。声帯靭帯よりも浅い部位に少量の注入であれば，外来で施行可能であり副作用も軽微で，音声治療や喉頭微細手術といった他の治療に悪影響はなく，治療の選択肢となりうると位置づけられている。このメタアナリシスには，本邦からの報告も 2 編含まれているが，今後ステロイドの声帯内注射の有効性についてはさらなる検証が待たれる。

【検索式】

　　PubMed:
　　#1:（voice disorder OR dysphonia）AND steroid, Clinical Study Categories, Category: Therapy, Scope: Narrow
　　#2:（voice disorder OR dysphonia）AND steroid, Systematic Reviews
　　#3: #1 OR #2

【参考文献】

　　1）Ayoub CM, Ghobashy A, Koch ME, et al. Widespread application of topical steroids to

decrease sore throat, hoarseness, and cough after tracheal intubation. Anesth Analg.1998;87:714-6.（エビデンスレベルⅣa）
約2時間の全身麻酔に際し，0.05%のベタメタゾン（プレドニゾン3 mg相当）を含むゼリーを塗布した挿管チューブを用いて経喉頭的に気管内挿管を行ったステロイド群（n = 44）と，ステロイドを含まないゼリーを塗布したチューブを用いたコントロール群（n = 43）において，術後の咽頭痛，咳嗽，嗄声の頻度を比較検討した。術後1時間，24時間の時点で2群を比較すると，いずれの時期でもコントロール群と比較してステロイド群で有意に（p = 0.0001, p = 0.009）嗄声の発症を抑制していた。

2) Tazeh-Kand NF, Eslami B, Mohammadian K. Inhaled fluticasone propionate reduces postoperative sore throat, cough, and hoarseness. Anesth Analg. 2010; 111: 895-8.（エビデンスレベルⅣa）
50分程度の全身麻酔に際し，経喉頭的気管内挿管の直前にフルチカゾン500 μgの吸入を行ったステロイド群（n = 60）と吸入を行わなかったコントロール群（n = 60）において，術後の咽頭痛，咳嗽，嗄声の頻度を比較検討した。術後1時間，24時間の時点で2群を比較すると，いずれの時期でもコントロール群と比較してステロイド群で有意に（p < 0.0001, p = 0.005）嗄声の発症を抑制していた。

3) Toogood JH, Jennings B, Greenway RW, et al. Candidiasis and dysphonia complicating beclomethasone treatment of asthma. J Allergy Clin Immunol. 1980;65:145-53.（エビデンスレベルⅤ）
高用量のステロイド薬（ベクロメタゾン1,080 ± 360 μg/日）吸入を要した喘息患者34名につき，2年間の吸入治療経過中における副作用としての口腔カンジダ症と音声障害に関する追跡調査を行った。14名の患者に嗄声を認め，吸入量と発症率は正の相関を示した。

4) Schwartz SR, Cohen SM, Dailey SH, et al. Clinical practice guideline: Hoarseness (Dysphonia). Otolaryngol Head Neck Surg. 2009;141:S1-31.（エビデンスレベルⅥ）
米国耳鼻咽喉科・頭頸部外科学会による臨床実践ガイドライン。短期間の投与でも発症し得る重篤な副作用を考慮し，嗄声に対してステロイド薬の全身投与あるいは吸入薬の安易な投与は避けるべきであり，非推奨であるとした。長期間のステロイド薬吸入により嗄声を引き起こしたという報告は多く，音声に職業性のある患者に対しても，その副作用と，未だ証明されていない効果につき情報を共有した上で使用の判断をする必要がある。

5) Chang JI, Bevans SE, Schwartz SR. Otolaryngology clinic of North America: evidence-based practice: management of hoarseness/dysphonia. Otolaryngol Clin North Am.2012;45:1109-1126.（エビデンスレベルⅤ）
音声障害患者に対する種々の診断や治療行為のエビデンスに関するレビュー。ステロイド薬の経口投与が，炎症を起こした声帯粘膜の振動を正常化し，嗄声の治療に有効とするエビデンスはない。声門下喉頭炎，アレルギー，扁平苔癬，自己免疫疾患（サルコイドーシス，SLE，天疱瘡，再発性多発性軟骨炎）に対する有効性は症例報告・症例集積研究レベルの報告がある。ステロイド薬の声帯内注射に関しては，対象とした声帯の炎症性疾患の85%に有効であったとする多施設共同の前向き研究が一件という現状である。

6) Wang CT, Liao LJ, Cheng PW, et al. Intralesional steroid injection for benign vocal fold disorders: a systematic review and meta-analysis. Laryngoscope.2013;123:197-203.（エビデンスレベルⅠ）
声帯の良性疾患（声帯ポリープ，声帯嚢胞，声帯結節，ポリープ様声帯，声帯瘢痕）に対し，ステロイド薬の声帯内注射（VFSI）を行った合計321名に対する6編の論文のシステマティック・レビューとメタアナリシスを行った。VFSIは局所麻酔下に安全に施行可能で，治療前に比較して治療後有意にMPTは延長し（1.82秒，p<0.001），VHIのスコアは低下（27.61点，p<0.001）しており，有効性を示唆した。

CQ10 音声治療はどのような音声障害に対して有効か？

推奨度 推奨する

直接訓練と間接訓練の併用による音声治療は，機能性発声障害や，声の誤用／濫用が原因と考えられる微小な組織変化による音声障害に有効である。

背 景

音声治療は，不適切な発声行動に関する教育や発声に関する不適切な環境調整などの間接訓練（声の衛生指導）と，実際に発声を伴う直接訓練（音声訓練）に大別される[1-3]。間接訓練は，具体的に発声の仕組みや声の衛生に必要な知識教育と不適切な発声環境の調整，さらに訓練への動機付けやストレスマネージメントなどのカウンセリングが含まれている[2]。一方，直接訓練は①声質や声の高さや大きさを聞き分ける聴覚弁別力訓練，②声門閉鎖や声の高さの調節や反射性発声（笑い声，あくび，ため息など）などの発声機能訓練，③呼吸訓練，④喉頭や共鳴腔の筋緊張に関する訓練，⑤発声に関与する体性感覚の訓練などに大別できる[3]。これらの大別された訓練を患者の症状に応じて行う症状（病態）対処的訓練と，これらを呼吸，発声，共鳴のバランスを整えるべく行う包括的訓練に分けられる[2-3]。

解 説

直接訓練と間接訓練の併用による音声治療の有効性が報告されている。2010年に発表されたCochrane Libraryによると，機能性発声障害に対する音声治療の効果に関するランダム化比較試験は7編あり，全ての研究を合わせた対照群141例，音声治療群163例でメタアナリシスを行っている[1]。対象となった研究協力者の年齢は16歳以上で，発声器官に形態的異常や運動障害を認めない音声障害と，声の誤用／濫用が原因と考えられる声帯粘膜の微小な組織変化を伴う音声障害（声帯結節，声帯ポリープ，声帯炎等）も含まれていた。音声治療群は，①直接訓練，②間接訓練，③直接訓練と間接訓練の併用，④その他：医師による声の衛生指導と薬物療法，の4群に大別された。音声治療の効果は，1編について厳密なランダム化比較試験による有

効性が認められたが，予防的効果に関してはエビデンスは得られなかったと報告されている。

また，Carding[4]は，音声障害の45例を非介入群，間接訓練群，直接訓練と間接訓練との併用群（以下，併用群）の3群に分け，患者の主観的評価，専門家による音声の聴覚印象評価，音響学的パラメータを検討している。間接訓練群および併用群の両群は非介入群と比べて有意な治療効果が認められたが，間接訓練群の治療効果は併用群の治療効果に有意に劣るものであったと報告しており，音声治療における直接訓練と間接訓練との併用の重要性を述べている。

同様に，MacKenzieら[5]は，音声障害が2カ月以上続く16歳以上を対象に，無作為に割り当てられた70例に対し直接訓練と間接訓練を症状対処的に併用している。音声障害には過緊張性発声に続発する結節や炎症を含め，それ以外の器質性変化（ポリープ，腫瘍，麻痺など）は除外している。その結果，非介入群63例と比較して，自覚的，他覚的評価の両方で声質に有意な改善が認められ，即時効果のみならず長期的効果を確認したことを報告している。

直接訓練と間接訓練の各々の効果を検証してみた場合，直接訓練のみの効果を検証した研究はほとんどない。また，音声障害に対する間接訓練単独治療に関する効果の報告は結論が一定していない。

Beranovaら[6]は，音声障害の18例を間接訓練群，薬物治療群，コントロール群（薬物による治療歴あり）の3群に分けて介入した結果，phonetogramおよび患者による主観的評価の比較において，間接訓練群と薬物治療群の両群に有意な改善が認められたが，コントロール群では認められなかったと報告しており，間接訓練単独治療の有用性を述べている。

同様に，Chanら[7]も，2カ所の幼稚園の教諭計25例を対象とし，勤務先により一方を間接訓練群（12例），他方を非介入群（13例）とした。間接訓練群では声の濫用回数が減り，音響学的パラメータとEGG所見において有意な改善が認められたが，非介入群には認められなかったと報告している。

一方，Royら[8]は音声障害を訴える60名の教師をVocal Function Exerciseによる治療群，非介入群，ならびに間接訓練群に分け，治療効果に関するランダム化比較試験を行っている。その結果，治療群に有意なVHIスコアの改善を認めたが，他の2群では治療前後に変化がなく，間接訓練の有効性を証明できなかったことを報告している。ただし，この報告には欠点があり，他覚的評価が行われていない。

さらに，Royら[9]は音声障害を自覚する，または自覚したことのある小中学校または高等学校教師44名を，間接訓練群，拡声器使用群，非介入群の3群に分け，患

者による自覚的評価（VHI）を検討した。その結果，拡声器使用群でのみ有意な改善が認められ，間接訓練群および非介入群では改善が認められなかったことを報告している。

　音声治療の音声障害に対する予防的効果を検証してみると，音声障害がみられないハイリスク者（小学校・幼稚園教員，教員志望学生，電話による販売勧誘員など）に対する予防的音声治療の効果に関して，2010年までに4編のランダム化比較試験が存在した[1]。これらのメタアナリシスでは，直接訓練による音声治療群と対照群，間接訓練による音声治療群と対照群，さらに，直接訓練と間接訓練の併用による音声治療群と対照群との間に自覚的評価尺度（VHIなど）での有意差は認められなかった。また，直接訓練と間接訓練の併用による音声治療群と間接訓練による音声治療群と比べても自覚的評価尺度（発声の困難さ）に有意差は認められなかった。

　これらのことから，音声障害の職業的なハイリスク者に対する予防的音声治療の効果は，明確ではなかった。また，職業的なハイリスク者だけでなく，音声治療はどのような音声障害に対して予防効果が期待できるかについては，今後の研究が待たれる。

【検索式】

Pubmed:
#1 dysphenia*[tw] OR hoarseness[mh] OR phonastheni*[tw] OR trachyphoni*[tw] OR functional voice disorder*[tw] OR psychogenic voice disorder*[tw] OR ventricular phonation[tw] OR conversion voice disorder*[tw] OR functional aphonia[tw] OR conversion aphonia[tw] OR conversion dysphonia[tw] OR phonation break[tw] OR functional falsetto[tw] OR mutational falsetto[tw] OR puberphonia[tw] OR juvenile voice[tw] OR laryngeal myasthenia[tw]
#2 phonation[tw] NEAR (disease*[tw] OR disorder*)
#3 (voice[tw] OR vocal[tw] OR phonation[tw]) NEAR (problem*[tw] OR symptom*[tw] OR complaints[tw] OR hygiene[tw] OR disturbance*[tw] OR tremor*[tw] OR impair*[tw] OR handicap*[tw] OR tension*[tw] OR strain*[tw] OR abuse*[tw] OR fatigue*[tw] OR misuse*[tw] OR reduct*[tw])
#4 (randomized controlled trial[pt] OR controlled clinical trial[pt] OR randomized controlled trials[mh] OR random allocation[mh] OR double-blind method[mh] OR single-blind method[mh] OR clinical trial[pt] OR clinical trials[mh] OR "clinical trial"[tw] OR ((singl*[tw] OR doubl*[tw] OR trebl*[tw] OR tripl*[tw]) AND (mask*[tw] OR blind*[tw])) OR "latin square"[tw] OR placebos[mh] OR placebo*[tw] OR random*[tw] OR research design[mh:noexp] OR comparative study[mh] OR evaluation studies[mh] OR follow-up studies[mh] OR prospective studies[mh] OR cross-over studies[mh] OR control*[tw] OR prospectiv*[tw] OR volunteer*[tw]) NOT (animal[mh] NOT human[mh])
#5 (effect*[tw] OR control*[tw] OR evaluation*[tw] OR protect*[tw]) NOT (animal[mh] NOT human[mh])
#6 (#1 OR #2 OR #3) AND (#4 OR #5)

【参考文献】

1) Ruotsalainen JH, Sellman J, Lehto L, et al. Interventions for preventing voice disorders in adults（Review）. The Cochrane Library, Issue 7: 2010.（エビデンスレベルⅠ）
器質的変化ならびに運動障害に直接起因しない音声障害を対象とした，音声治療の予防的効果に関するシステマティック・レビューならびにメタアナリシス。対象となった研究協力者の年齢は16歳以上で，発声器官に形態的異常や運動障害を認めない音声障害と，声の誤用が原因と考えられる声帯粘膜の微小な組織変化を伴う音声障害（声帯結節，声帯ポリープ，声帯炎等）も含まれていた。1950-2010年のランダム化比較試験として7編を抽出。治療的効果に関しては，1編について厳密なランダム化比較試験による有効性を認めている。予防的効果に関してはエビデンスがなかった。

2) Gartner-Schmidt JL, Roth DF, Zullo TG, et al. Quantifying component parts of indirect and direct voice therapy related to different voice disorders. J Voice.2013;27:210-6.（エビデンスレベルⅤ）
6名の言語聴覚士が行った5つの典型的な音声障害に対しての1,461セッションの内容を分析し，その75％のセッションは，4種類に大別できる直接訓練に費やされていた。その一方で，特定の音声障害に対しては8つの要素からなる間接訓練のどれかを用いる傾向があることを報告している。直接訓練と間接訓練の定義と内容を明記している。

3) Van Stan JH, Roy N, Awan S, et al. A taxonomy of voice therapy. AJSLP. 2015; 24:101-25.（エビデンスレベルⅥ）
音声治療の分類を試みた論文。これまでに文献的に報告されている音声治療技法を，5つの視点（①質や声の高さや大きさを聞き分ける聴覚弁別力訓練，②声門閉鎖や声の高さの調節や反射性発声（笑い声，あくび，ため息など）などの発声機能訓練，③呼吸訓練，④喉頭や共鳴腔の筋緊張に関する訓練，⑤発声に関与する体性感覚の訓練）から分類を試みている。

4) Carding PN, Horsley IA, Docherty GJ. A study of the effectiveness of voice therapy in the treatment of 45 patient with nonorganic dysphonia. J Voice.1999; 13:72-104.（エビデンスレベルⅡ）
音声障害の45例を非介入群，間接訓練群，直接訓練と間接訓練との併用群（以下，併用群）の3群に分け，患者の主観的評価，専門家による音声の聴覚印象評価，音響学的パラメータを検討した。間接訓練群および併用群の両群は，非介入群と比べて有意な治療効果が認められたが，前者の治療効果は後者のそれに有意に劣るものであった。

5) MacKenzie K, Millar A, Wilson JA, et al. Is voice therapy an effective treatment for dysphonia? A randomized controlled trial. BMJ.2001;323:658-61.（エビデンスレベルⅡ）
対象を2カ月以上続く音声障害で16歳以上のものとし，過緊張性発声に続発する結節や炎症を含め，それ以外の器質性変化（ポリープ，腫瘍，麻痺など）は除外した。無作為に割り当てられた治療群70例に対し直接訓練と間接訓練を症状対処的に併用した結果，非介入群63例と比較して，自覚的，他覚的評価の両方で声質に有意な改善が認められ，即時効果のみならず長期的効果を確認した。

6) Beranova A, Betka J. New opportunities in the treatment of dysphonia. Otorinolaryng a Foniat. 2003;52:75-9.（エビデンスレベルⅡ）
音声障害の18例を間接訓練群，薬物治療群，コントロール群（薬物による治療歴あり）の3群に分けて介入。phonetogramおよび患者による主観的評価の比較において，間接訓練群と薬物治療群の両群に有意な改善が認められたが，コントロール群では認められなかった。
注）本論文はチェコ語（abstractのみ英語）で書かれており，後に公表された同一内容の

英語論文がある (Pedersen M, Beranova A, Moller S.: Dysphonia: medical treatment and medical voice hygiene advice approach. A prospective randomized pilot study. European Archives of Oto-rhino laryngology. 2004;261:312-5.)。

7) Chan RWK. Does the voice improve with vocal hygiene education? A study of some instrumental voice measures in a group of kindergarten teachers. J Voice.1994;8:279-91. (エビデンスレベルⅡ)

2カ所の幼稚園の教諭計25例を対象とし、勤務先により一方を間接訓練群（12例）、もう一方を非介入群（13例）とした。間接訓練群では声の濫用回数が減り、音響学的パラメータ、EGG所見において有意な改善が認められたが、非介入群には認められなかった。

8) Roy N, Gray S, Simon M, et al. An evaluation of the effects of two treatment approaches for teachers with voice disorders: A prospective randomized clinical trial. JSHR.2001;44:286-96. (エビデンスレベルⅡ)

音声障害を訴える60名の教師をVocal Function Exerciseによる治療群、非介入群、ならびに間接訓練群に分け、治療効果に関するランダム化比較試験を行った。治療群に有意なVHIスコアの改善を認めたが、他の2群では治療前後に変化がなかった。他覚的評価は行われていない。

9) Roy N, Weinrich B, Gray S, et al. Voice amplification versus vocal hygiene instruction for teachers with voice disorders: A treatment outcomes study. JSHR .2002;45:625-38. (エビデンスレベルⅡ)

音声障害を自覚する、または自覚したことのある小中学校または高等学校教師44名を間接訓練群、拡声器使用群、非介入群の3群に分け、患者による自覚的評価（VHI）を検討した。有意な改善は拡声器使用群でのみ認められ、間接訓練群および非介入群では認められなかった。

CQ11 片側声帯麻痺に対する手術治療の効果は？

推奨度 推奨する

声帯内注入術（声帯内注射）や，甲状軟骨形成術Ⅰ型・披裂軟骨内転術などの喉頭枠組み手術で音声改善効果が期待できる。また，手術中の反回神経切断や切除例では神経即時再建術を行った場合，音声悪化の予防や音声の改善が期待できる。

背景

片側声帯麻痺症例では，発声時に生じる声門閉鎖不全により気息性嗄声が生じる。声帯のボリュームを増大させる声帯内注入術や声帯内自家筋膜移植術，声帯を正中移動させる甲状軟骨形成術Ⅰ型や披裂軟骨内転術などの喉頭枠組み手術が施行されている。手術中の反回神経切断例や切除例では神経即時再建術が可能な症例がある。

解説

本邦で使用されているアテロコラーゲン，ヒアルロン酸，自家脂肪などの声帯内注入物質は容量減少が欠点である。Laccourreye らは声帯内脂肪注入術においてその有用性を認めながらも，発声時の声門間隙が比較的小さい症例をよい適応としている[1]。海外では容量減少が小さいカルシウムハイドロキシルアパタイトペースト（CaHA）も多くの施設で使用されており，Gillespie らは声門閉鎖不全症例に対する CaHA 声帯内注入後の VHI スコア改善を報告している[2]。

甲状軟骨形成術Ⅰ型や披裂軟骨内転術は喉頭枠組み手術と呼ばれ，甲状軟骨形成術Ⅰ型は世界で広く普及している。Benninger らは，喉頭内に挿入物を留置し，麻痺側声帯を正中移動させる甲状軟骨形成術Ⅰ型による VHI スコアの改善や MPT の有意な改善を報告している[3]。また，Umeno らは片側声帯麻痺症例に対する声帯内脂肪注入術と甲状軟骨形成術を施行した症例で，術前後の MPT, MFR, F0 range, SPL range, PPQ, APQ, NNEa を比較し，両術式ですべてのパラメータでの有意な改善を認め，どちらの術式も音声改善に信頼のできる術式であったことを報告している[4]。披裂軟骨内転術は単独の手術では声帯筋萎縮による声帯弓状変化は改善されないので，同時に甲状軟骨形成術Ⅰ型が行われることが多い。Mortensen らは声帯内注入術

または甲状軟骨形成術Ⅰ型を単独で施行した症例と，甲状軟骨形成術Ⅰ型に披裂軟骨内転術を追加した症例を比較し，後者の空気力学的検査と音響分析の結果が良好であったことを報告している[5]。

近年，Kodama らは末梢側反回神経の利用ができない場合に，披裂軟骨内転術と同時に神経筋弁移植術を施行し，麻痺側声帯筋の神経再支配による自然な声帯容積を回復させ，声帯振動様式，MPT，MFR，他覚的音声評価の経時的な改善が得られたことを報告している[6]。反回神経再建術は反回神経の切断や切除時に施行される。手術中に切断した反回神経の中枢側および末梢側が利用できる場合には，神経縫合術や神経移植術が行われており，Yumoto らはその有意な音声改善効果を報告している[7]。切断した反回神経の中枢側が利用できない場合は，反回神経末梢側と頸神経ワナや迷走神経と神経吻合する神経移行術が行われており，Miyauchi らは術後の MPT および PEI（Phonation Efficacy Index）における有意な改善を報告している[8]。

【検索式】

Pubmed:
#1. recurrent laryngeal nerve palsy OR recurrent laryngeal nerve paralysis OR vocal fold palsy OR vocal fold paralysis
#2. therapy
#3. #1 AND #2: 4560
*は検索式以外の文献

【参考文献】

1) Laccourreye O, Papon JF, Kania R, et al. Intracordal ijection of autologous fat in patients with unilateral laryngeal nerve paralysis: Long term results from the patient's perspective. Laryngoscope.2003;113:541-5.（エビデンスレベル Ⅴ）
片側性反回神経麻痺に対して声帯内脂肪注入術を行った患者 80 人で，術後 3 カ月，6 カ月，1 年後の発声と嚥下の患者自己評価による成功率は各々，91.1%，72.8%，63.1% であったが，14 カ月以降の治療成績は不変であった。声帯内脂肪注入術は，声帯麻痺が改善する可能性がある患者や，甲状軟骨形成術Ⅰ型後に声門閉鎖不全が残る症例がよい適応である。

2) Gillespie MB, Dozier TS, Day TA, et al. Effectiveness of calcium hydroxylapatite paste in vocal rehabilitation. Ann Otol Rhinol Laryngol. 2009 ; 118:546-51.（エビデンスレベル Ⅲ）
声帯組織欠損 7 例，片側反回神経麻痺 21 例，片側迷走神経麻痺 7 例，両側声帯麻痺 4 例の計 39 例に CaHA の声帯内注入術を施行し，VHI スコアを術前と比較した。その結果，有意な VHI スコアの改善がみられたが，声帯組織欠損例より反回神経麻痺，迷走神経麻痺，声帯麻痺症例の VHI スコア改善が良好であった。

*3) Benninger MS, Manzoor N, Ruda JM. Short- and long term outcome after silastic medialization laryngoplasty: Are arytenoid procedures needed? J Voice.2015; 29: 236-40.（エビデンスレベル Ⅴ）
大きな後部声門間隙を有する症例も含めた片側声帯麻痺 78 例に対して，シリコンブロックを使用した甲状軟骨形成術Ⅰ型を施行した。その結果，VHI score は術前 27 から術後 22 に減少し，MPT は 8.3 から 22.6 に増加した。

4) Umeno H, Chitose S, Sato K, et al. Long-term postoperative vocal function after thyroplasty type I and fat injection laryngoplasty. Ann Otol Rhinol Laryngol. 2012；121:185-91.（エビデンスレベル Ⅲ）
片側声帯麻痺例に対して，甲状軟骨形成術Ⅰ型を施行した41例と声帯内脂肪注入術を施行した73例の術前と術後長期経過例の音声検査を行った。その結果，MPT，MFR，F0 range，SPL range，PPQ，APQ，NNEaのすべてのパラメータで有意な音声改善がみられた。術前値を調整因子として用いた共分散分析によるパラメータの改善度を比較しても，両術式の信頼できる音声改善効果が確認できた。

5) Mortensen M, Carroll L, Woo P. Arytenoid adduction with medialization laryngoplasty versus injection or medialization laryngoplasty: The role of the arytenoidpexy. Laryngoscope.2009;119:827-31.（エビデンスレベル Ⅲ）
片側声帯麻痺患者85例に対し，発声時に声帯前方や中央部の声門間隙がある症例には声帯内注入術を45例，甲状軟骨形成術Ⅰ型を14例に施行し，後部声門間隙が大きいか披裂軟骨の位置異常がある症例には，披裂軟骨内転術＋甲状軟骨形成術Ⅰ型を26例に施行した。術前術後の音声検査では空気力学的検査と音響分析においてどちらも有意に改善したが，披裂軟骨内転術＋甲状軟骨形成術Ⅰ型を施行した症例の空気力学的検査と音響分析が有意に良好であった。

＊6) Kodama N, Sanuki T, Kumai Y, et al. Long-term vocal outcomes of refined nerve-muscle pedicle flap implantation combined with arytenoid adduction. Eur Arch Otolaryngol.2015;272:681-8.（エビデンスレベル Ⅴ）
片側声帯麻痺に対して披裂軟骨内転術＋神経筋弁移植術を施行し，術後1年以上経過した33例に対して，術前および術後（1カ月，3カ月，6カ月，12カ月，24カ月）の声帯振動様式（規則性，振幅，声門閉鎖），MPT，MFR，他覚的音声評価（程度，気息性嗄声）を検討した。その結果，すべてのパラメータで術後は有意な改善がみられた。また，MFR以外のパラメータは術後24カ月まで有意な改善を認めた。ストロボスコピーの解析では，声帯振動の規則性，振幅，声門閉鎖においても術後は経時的に有意な改善を認めた。

7) Yumoto E, Sanuki T, Kumai Y. Immediate recurrent laryngeal nerve reconstruction and vocal outcome. Laryngoscope.2006; 116: 1657-61.（エビデンスレベル Ⅲ）
大耳介神経移植術を行った甲状腺癌8例と反回神経の神経縫合を行った1例の計9例における術後発声機能は，術中に反回神経を切断し音声改善術を施行しなかった甲状腺癌9例と比べて，HNR，MPT，MFRが有意に良好であった。

8) Miyauchi A, Inoue H, Tomoda C, et al. Improvement in phonation after reconstruction of the recurrent laryngeal nerve in patients with thyroid cancer invading the nerve. Surgery.2009;146:1056-62.（エビデンスレベル Ⅲ）
甲状腺癌手術で神経縫合を行った7例，神経移植を行った14例，頸神経ワナおよび迷走神経による神経移行術を行った65例および2例と，片側声帯麻痺27例とを比べると，術後のMPTおよびPEI（Phonation Efficacy Index）は術前より有意に改善した。PEIはMPT/ Vital Capacity（VC）ratio（s/L）と定義している。

CQ12 手術治療後の音声治療は有用か？

推奨度 推奨する

声帯結節に対する喉頭微細手術後の音声治療は，術後の再発率を低下させる。また，声帯ポリープに対する喉頭微細手術後の音声治療は，他覚的評価を改善させる報告はないが，術後音声の主観的評価は有意に改善する。

背景

声帯ポリープや声帯結節などの声帯膜様部病変は，声の誤用／濫用などが原因で生じる。音声外科手術により音声の改善が得られても，術前と同様の誤った発声法や発声習慣を続けると，病変が再発する可能性が高くなる。米国耳鼻咽喉科・頭頸部外科学会の音声障害診療ガイドラインでは，音声治療は術後声帯の創傷治癒を促進するとしている。

解説

声帯結節に対する喉頭微細手術後の音声治療について，Lancer ら[1]は術後の再発率を有意に低下させたと報告している。

声帯ポリープに対する喉頭微細手術後の音声治療の効果について，Ju ら[2]は後ろ向き症例対象研究を行い，音響学的検査や空気力学的検査では両者に差が無いものの，最終的な VHI は術後音声治療を施行した群の方が低値を示したと述べている。また，Lin ら[3]は，60 例の声帯ポリープ症例に対しランダム化比較試験を行い，術後 2 日目から 4 週目まで術後音声治療を実施した群では，未実施群と比べて主観的評価，VHI，他覚的評価に有意な改善が見られたとしている。

本邦では 1988 年に，声帯ポリープ術後の声の衛生指導の重要性についての報告があり，術後の声の衛生を守った方が術後の治癒期間が短いことが示されている[4]。また Kaneko らは，声帯上皮病変もしくは良性病変のマイクロフラップ法による喉頭微細手術施行例を対象とし，術後の沈黙期間を 3 日群と 7 日群に分け，音声治療の開始時期を 2 群に分けて検討した。その結果，早期に音声治療を開始した群の方で，音声機能の早期回復がみられたとしている[5]。

【検索式】

Pubmed:
((((voice therapy [MeSH Terms]) AND English [Language]) AND voice therapy [Text Word]) OR voice training [Text Word]) AND postoperative [Text Word]

＊は検索式以外の文献

【参考文献】

*1) Lancer JM, Syder D, Jones AS, et al. The outcome of different management patterns for vocal cord nodules. J Laryngol Otol. 1988;102:423-7. (エビデンスレベルⅣb)
34名の声帯結節患者を対象とした後ろ向き研究で，12名に音声治療のみ，8名に手術と音声治療（術前または術後），14名に手術のみを行い，治療後の経過を比較検討した．手術単独の群では5例に結節の再発が見られたが，音声治療と手術の組み合わせを行った群では，いずれも再発を認めなかった．

2) Ju YH, Jung KY, Kwon SY, et al. Effect of voice therapy after phonomicrosurgery for vocal polyps: a prospective, historically controlled, clinical study. J Laryngol Otol. 2013;127:1134-8. (エビデンスレベルⅣb)
声帯ポリープに対し喉頭微細手術と術後の音声治療を行った55例の患者を，術後の音声治療を行わなかった63例の過去のコントロールと比較し検討した．音声治療は，術後1週間の沈黙ののち，術後4週目から1回30分のセッションを2回行い，術後2カ月で音声評価を行った．その結果，音響学的検査や空気力学的検査では両者に差が無かったが，最終的なVHIは術後音声治療を施行した群の方が低値を示した．

3) Lin L, Sun N, Yang Q, et al. Effect of voice training in the voice rehabilitation of patients with vocal cord polyps after surgery. Exp Ther Med. 2014;7:877-80. (エビデンスレベルⅡ)
60例の声帯ポリープ患者をランダムに振り分け，レーザーを用いた喉頭微細手術後に音声治療を行った群と行わなかった群とで比較検討を行った．音声治療群では術後2日目から4週目まで段階的な音声治療を行い，退院後も週に1，2回電話連絡によるアドバイスを行い，術後音声の評価は1カ月と3カ月の時点で行った．音声治療を実施した群では，未実施群と比べてVHIを含む主観的評価および音声機能検査による他覚的評価ともに有意な改善がみられた．

*4) 山口宏也，四倉淑枝，佐多弘策，他．声帯ポリープ術後の声の衛生．音声言語医学．1988;29:232-8. (エビデンスレベルⅣb)
声帯ポリープに対し手術を行い術後3カ月以上経過を観察し得た50症例で，再発のなかった47例について，術後，声の衛生を守った23例と声の衛生を守らなかった24例を比較検討したところ，声の衛生を守ったほうが有意に治りやすかった．

*5) Kaneko M, Shiromoto O, Fujiu-Kurachi M, et al. Optimal duration for voice rest after vocal fold surgery: Randomized controlled clinical study. J Voice. 2017;31:97-103. (エビデンスレベルⅡ)
声帯上皮病変もしくは良性病変のマイクロフラップ法による喉頭微細手術を行った症例を対象とし，沈黙療法を3日群と7日群に分け，両群とも術後音声治療を行った結果，3日群の方が音声機能の早期回復がみられた．

和文索引

アクセント法　44

飲酒　17

疫学　14
エビデンスレベル　3

お
音響分析　34, 63
音声訓練　43, 79
音声障害分類表　7
音声治療　43, 73, 79, 87

干渉電位　36
間接訓練　44, 79
間接喉頭鏡　57

既往歴　17
規格化雑音エネルギー　35, 63
気管挿管　17
器質性音声障害　6
喫煙　17
気道抵抗値　67
機能性音声障害　6
機能性発声障害　79
吸入ステロイド　76
局所麻酔　47
気流阻止法　31, 67
筋緊張性発声障害　41, 70
筋線維性電位　36
筋電図　36

く
空気力学的検査　30, 67

痙攣性発声障害　40, 46
ケプストラムピーク卓立度　35
ケプストラム分析法　35, 64

こ
抗菌薬　40

甲状軟骨形成術Ⅰ型　47, 84
甲状軟骨形成術Ⅱ型　46, 47
甲状軟骨形成術Ⅲ型　46, 47
甲状軟骨形成術Ⅳ型　47
甲状披裂筋切除術　46
硬性鏡　57
喉頭筋電図　36
喉頭雑音　35
喉頭ストロボスコピー　60
喉頭内視鏡　57
喉頭内視鏡手術　47
喉頭微細手術　47, 87
喉頭枠組み手術　47, 84
抗不安薬　41
声に関する質問紙　26, 27
声の衛生指導　44, 79
声の強さ測定　30
呼気流率　32

最長発声持続時間　30
サウンドスペクトログラム　34

自覚的評価　23, 54
疾患分類　6
社会生活習慣　16
周期変動指数　35, 63
手術　46
消炎薬　40
症状対処的訓練　43, 79
心因性発声障害　41, 73
神経筋弁移植術　85
振幅変動指数　35, 63

す
ステロイド　40, 76
ストロボスコピー　28, 60

声域検査　30
精神療法　73
声帯内自家筋膜移植術　47, 84
声帯内注射　76
声帯内注入術　47, 84
声門下圧　31
声門閉鎖不全　46

聴覚心理的評価　21, 50
聴取　16
直接訓練　43, 79

内視鏡　57
内視鏡検査　28
軟性鏡　57

は
発声機能検査　67
発声効率　67
発声時呼気圧　67
発声時平均呼気流率　30
反回神経麻痺　17

非ステロイド系消炎薬　40
病態対処的訓練　79
披裂軟骨内転術　47, 84
頻度　14

副腎皮質ステロイド　40, 76
プロトンポンプ阻害薬　41
分類　6

片側声帯麻痺　84

ほ
ボイスプロファイル　32
包括的訓練　44, 79
ボツリヌストキシン　40

問診　16

薬物療法　40, 73

レゾナント法　44

欧文索引

A
amplitude perturbation quotient　35
APQ　35, 63

B
botulinum toxin　40
BT　40

C
cepstrum peak prominence　35
CPP　35

F
fibrillation voltage　36

G
GRBAS 尺度　21, 50

H
harmonics-to-noise ratio　35

HNR　35, 63

I
interference voltage　36

L
Lee Silverman 法　44

M
maximum phonation time　30
mean flow rate　30
MFR　30
MPT　30
MTD　41, 70
muscle tension dysphonia　41, 70

N
NHR　35
NNE　35, 63
noise-to-harmonics ratio　35
normalized noise energy　35

P
pitch period perturbation quotient　35
PPI　41, 70
PPQ　35, 63
proton pump inhibitors　41
pVHI　54

S
SD　40
spasmodic dysphonia　40

V
VHI　23, 26, 54
VHI-10　23, 54
Vocal Function Exercises　44
Voice Handicap Index　23
Voice-Related Quality of Life　24
V-RQOL　24, 27, 54

音声障害診療ガイドライン 2018 年版
定価(本体 2,800 円+税)

2018 年 3 月 1 日　第 1 版（2018 年版）第 1 刷発行

編　集　日本音声言語医学会
　　　　日本喉頭科学会

発行者　福村　直樹
発行所　金原出版株式会社
　　　　〒 113-0034 東京都文京区湯島 2-31-14
　　　　電話　編集 (03)3811-7162
　　　　　　　営業 (03)3811-7184
　　　　FAX　　 (03)3813-0288　　　　　　　ⓒ日本音声言語医学会, 2018
　　　　振替口座　00120-4-151494　　　　　　　　　検印省略
　　　　http://www.kanehara-shuppan.co.jp　　　　　Printed in Japan

ISBN 978-4-307-37120-9　　　　　　　　　印刷／横山印刷　　製本／永瀬製本所

JCOPY ＜出版者著作権管理機構 委託出版物＞
本書の無断複製は著作権法上での例外を除き禁じられています。複製される場合は，そのつど事前に，出版者著作権管理機構（電話 03-3513-6969, FAX 03-3513-6979, e-mail：info@jcopy.or.jp）の許諾を得てください。

小社は捺印または貼付紙をもって定価を変更致しません。
乱丁，落丁のものは小社またはお買い上げ書店にてお取り替え致します。